丛书顾问　文历阳　沈彬

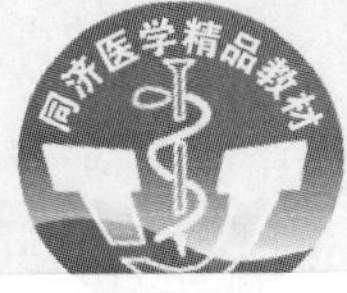

全国高职高专医药院校工学结合“十二五”规划教材

供护理、助产等专业使用

外科护理技术实训指导

主编○叶志香　张文波

Waikehuli Jishu Shixunzhidao

主　编　叶志香　张文波

副主编　王建英　余诗霞

编　委　（以姓氏笔画为序）

王建英（郑州铁路职业技术学院）

王臣平（常德职业技术学院）

叶志香（常德职业技术学院）

刘晓云（常德职业技术学院）

李　因（辽东学院医学院）

肖有田（常德职业技术学院）

汤　勇（常德职业技术学院）

余诗霞（常德市第一人民医院）

林翠娟（常德职业技术学院）

黄　棋（常德职业技术学院）

華中科技大學出版社

http://www.hustp.com

中国·武汉

内容简介

本书是高职高专医药院校工学结合“十二五”规划教材。

本书共分三部分：第一部分为实训指导，包括手术患者基本护理技术、外科危重症患者的监测与抢救技术、损伤患者常用护理技术、普外科常用护理技术、胸外科常用护理技术、脑外科常用护理技术、泌尿外科常用护理技术、骨外科常用护理技术；第二部分为操作考核评分标准，包括15个操作考核评分标准；第三部分为附录，包括手术室制度、手术室护理记录核查单、常用手术器械包。

本书主要供高职高专护理、助产等专业学生使用，也可供参加护士执业资格考试的人员，以及从事护理教学的人员和护理临床工作者参考。

图书在版编目(CIP)数据

外科护理技术实训指导/叶志香，张文波主编. —武汉：华中科技大学出版社，2012.8
ISBN 978-7-5609-8305-9

Ⅰ.①外… Ⅱ.①叶… ②张… Ⅲ.①外科学-护理学-高等职业教育-教材 Ⅳ.①R473.6

中国版本图书馆CIP数据核字(2012)第188731号

外科护理技术实训指导 叶志香 张文波 主编

策划编辑：车 巍
责任编辑：孙基寿
封面设计：陈 静
责任校对：朱 玢
责任监印：周治超
出版发行：华中科技大学出版社(中国·武汉) 电话：(027)81321913
武汉市东湖新技术开发区华工科技园 邮编：430223
录 排：华中科技大学惠友文印中心
印 刷：武汉市籍缘印刷厂
开 本：787mm×1092mm 1/16
印 张：9.5
字 数：214千字
版 次：2019年1月第1版第6次印刷
定 价：24.00元

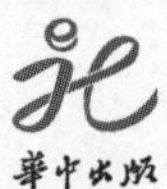

全国高职高专医药院校工学结合
“十二五”规划教材编委会

总序

Zongxu

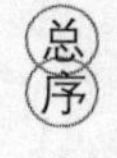

世界职业教育发展的经验和我国职业教育发展的历程都表明，职业教育是提高国家核心竞争力的要素之一。近年来，我国高等职业教育发展迅猛，成为我国高等教育的重要组成部分。与此同时，作为高等职业教育重要组成部分的高等卫生职业教育的发展也取得了巨大成就，为国家输送了大批高素质技能型、应用型医疗卫生人才。截至 2008 年，我国高等职业院校已达 1 184 所，年招生规模超过 310 万人，在校生达 900 多万人，其中，设有医学及相关专业的院校近 300 所，年招生量突破 30 万人，在校生突破 150 万人。

教育部《关于全面提高高等职业教育教学质量的若干意见》明确指出，高等职业教育必须“以服务为宗旨，以就业为导向，走产学结合的发展道路”，“把工学结合作为高等职业教育人才培养模式改革的重要切入点，带动专业调整与建设，引导课程设置、教学内容和教学方法改革”。这是新时期我国职业教育发展具有战略意义的指导意见。高等卫生职业教育既具有职业教育的普遍特性，又具有医学教育的特殊性，许多卫生职业院校在大力推进示范性职业院校建设、精品课程建设，发展和完善“校企合作”的办学模式、“工学结合”的人才培养模式，以及“基于工作过程”的课程模式等方面有所创新和突破。高等卫生职业教育发展的形势使得目前使用的教材与新形势下的教学要求不相适应的矛盾日益突出，加强高职高专医学教材建设成为各院校的迫切要求，新一轮教材建设迫在眉睫。

为了顺应高等卫生职业教育教学改革的新形势和新要求，在认真、细致调研的基础上，在教育部高职高专医学类及相关医学类专业教学指导委员会专家和部分高职高专示范院校领导的指导下，我们组织了全国 50 所高职高专医药院校的近 500 位老师编写了这套以工作过程为导向的全国高职高专医药院校工学结合“十二五”规划教材。本套教材由 4 个国家级精品课程教学团队及 20 个省级精品课程教学团队引领，有副教授(副主任医师)及以上职称的老师占 65%，教龄在 20 年以上的老师占 60%。教材编写过程中，全体主编和参编人员进行了认真的研讨和细致的分工，在教材编写体例和内容上均有所创新，各主编单位高度重视并有力配合教材编写工作，编辑和主审专家严谨和忘我地工作，确保了本套教材的编写质量。

本套教材充分体现新教学计划的特色，强调以就业为导向、以能力为本位、贴近学生的原则，体现教材的“三基”(基本知识、基本理论、基本实践技能)及“五性”(思想性、科学性、先进性、启发性和适用性)要求，着重突出以下编写特点：

(1) 紧扣新教学计划和教学大纲，科学、规范，具有鲜明的高职高专特色；

(2) 突出体现“工学结合”的人才培养模式和“基于工作过程”的课程模式；

(3) 适合高职高专医药院校教学实际，突出针对性、适用性和实用性；

(4) 以“必需、够用”为原则，简化基础理论，侧重临床实践与应用；

(5) 紧扣精品课程建设目标，体现教学改革方向；

(6) 紧密围绕后续课程、执业资格标准和工作岗位需求；

(7) 整体优化教材内容体系，使基础课程体系和实训课程体系都成系统；

(8) 探索案例式教学方法，倡导主动学习。

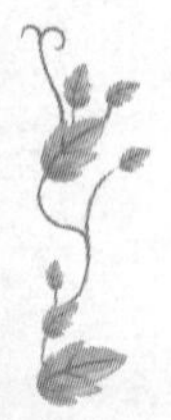

这套规划教材得到了各院校的大力支持与高度关注，它将为高等卫生职业教育的课程体系改革作出应有的贡献。我们衷心希望这套教材能在相关课程的教学中发挥积极作用，并得到读者的青睐。我们也相信这套教材在使用过程中，通过教学实践的检验和实际问题的解决，能不断得到改进、完善和提高。

全国高职高专医药院校工学结合“十二五”规划教材

编写委员会

前言

Qianyan

本书是高职高专护理专业核心课程之一“外科护理技术”的配套实训教材。

本书编写力求做到以下几点：一是基于外科护理工作过程，按照项目导向、任务驱动的教学模式设置；二是突出高职高专特色，以培养学生职业能力为核心；三是方便老师的教学与护生的学习。

本书分为三部分。第一部分为实训指导，包括手术患者基本护理技术、外科危重症患者的监测与抢救技术、损伤患者常用护理技术、普外科常用护理技术、胸外科常用护理技术、脑外科常用护理技术、泌尿外科常用护理技术、骨外科常用护理技术 8 个项目，26 个操作任务。其中每个操作任务包含实训方法与操作流程。第二部分为操作考核评分标准，共编写了 15 个实训任务的操作考核评分标准，便于学生操作考核时使用。第三部分为附录，包含手术室制度、手术室护理记录核查单、常用手术器械包。

本书的编写得到了华中科技大学出版社的悉心指导以及编者所在单位极大的鼓励和大力支持。本书参阅了大量书籍，并引用了部分插图。在此，谨向给予编者提供帮助和支持的所有人员和单位以及参考文献的作者表示诚挚的谢意。

由于时间仓促，能力有限，书中难免存在疏漏、错误和不妥之处，恳请专家、护理界同仁及使用本书的师生多提宝贵意见。

叶志香
2012 年 7 月

目录

Mulu

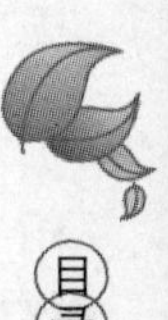

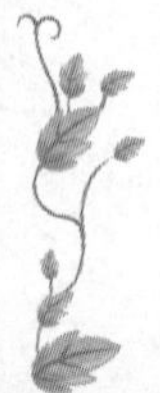

第一部分

实训指导

SHI XUN ZHI DAO

项目一
手术患者基本护理技术

任务一　术前备皮技术

术前备皮是指清除皮肤上的毛发和微生物，以达到清洁皮肤、预防切口感染的目的。如切口周围毛发不影响手术操作，可不必剃毛，因剃毛可引起肉眼看不到的皮肤损伤，成为感染源。如影响手术操作，应剃除毛发，尤应注意皮肤皱折处、脐部及会阴部的清洁。术前一日协助患者修剪指(趾)甲，沐浴、洗头、更换清洁的院服。准备皮肤时，应避免使患者受凉，防止损伤皮肤。手术区皮肤如有感染病灶，则应延期手术。

一、实训方法

【实训时间】

2 学时。

【实训目标】

1. 知识目标

通过备皮去除手术区域的毛发和污垢，预防切口感染。

2. 技能目标

(1) 能独立完成手术区域备皮的操作方法。

(2) 能熟练掌握备皮的要点与各部位手术的备皮范围。

(3) 能熟悉备皮的用物准备与备皮的临床意义。

3. 素质目标

(1) 能严肃认真地对待和积极地实施本项目。

(2) 能以高度负责的态度对待护理操作，防止剃破皮肤导致继发感染。

【实训方式】

(1) 教师示教手术区域备皮的方法，学生观摩。

(2) 学生分组练习，教师巡回指导。

(3) 根据学生练习情况进行总结。

(4) 复习巩固：课后开放实训室，练习巩固。

【用物准备】

(1) 操作者准备：着装整洁，仪表端庄，穿工作服，戴帽子、口罩，剪指甲。

（2）用物准备：治疗盘，内盛剃毛刀架、刀片（使用一次性最好，也可用电动剃毛刀）；弯盘；纱布块；橡胶单；治疗巾；毛巾；乙醚或松节油；棉签；手电筒；肥皂液；软毛刷；脸盆，内盛热水；屏风；骨科手术用物，包括手刷、75%乙醇、无菌巾、绷带。

【实训步骤】

（1）将患者接至备皮室（如在病室备皮须用屏风遮挡）；将备齐用物的治疗车推至患者床旁，核对患者床号、姓名、性别、手术部位。

（2）向患者解释备皮的目的。

（3）根据手术部位选择适当的体位，铺好橡胶单、治疗巾，暴露备皮部位，注意保暖、保护患者隐私。

（4）用软毛刷蘸肥皂液涂擦备皮局部，一手用纱布绷紧皮肤，另一手持剃毛刀，刀架与皮肤呈35°～45°，顺着毛发生长的方向，从左到右，从上到下分区剃净毛发。

（5）用毛巾浸热水洗去局部毛发和肥皂液，并擦干局部皮肤。

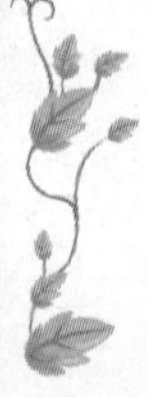

（6）剃毕，用手电筒照射，仔细检查是否剃净毛发，是否有皮肤破损。

（7）腹部手术患者须用棉签蘸汽油或乙醚清除脐部污垢，再用75%乙醇消毒。

（8）合理安置患者，协助穿好衣裤，送回病房。督促能活动的患者自行沐浴、洗头、修剪指（趾）甲、更换清洁衣裤。

（9）整理用物，将刀架洗净后用消毒液浸泡，一次性刀具毁行后集中处理。

（10）备皮完毕在护理记录单上记录。

【注意事项】

（1）备皮要求：严格执行查对制度；备皮时动作轻稳，用力均匀，切勿剃破皮肤；备皮时刀架需要与皮肤呈35°～45°；刀片应顺着毛发生长的方向剃毛，不可逆着毛发生长的方向，以防损伤毛囊而继发感染。备皮后保持局部皮肤清洁，使局部皮肤无毛发、无损伤、无划痕。

（2）备皮时间与范围：术前24 h内备皮，超过24 h需要重新备皮；备皮范围应达手术区域和手术切口周围15～20 cm。

（3）用物要求：剃毛刀架、弯盘、橡胶单、毛巾、软毛刷、脸盆等物用后需消毒方可再用。

（4）骨科手术：手术前三天开始准备皮肤，第一、二天用肥皂水洗干净，75%乙醇消毒，无菌巾包裹，第三天进行剃毛刷洗、75%乙醇消毒，无菌巾包扎手术野；手术晨再次消毒后用无菌巾包裹。

（5）颅脑手术：手术前三天剪短头发，每天洗头一次，手术前2 h剃尽头发，用肥皂水洗头，洗净后戴干净帽子。

【新知识】

（1）术前备皮时间：提倡术前2 h完成备皮。

（2）术前备皮地点：可在手术室完成。

（3）术前备皮器具：电动剃毛刀优于传统剃毛刀；也可选择化学脱毛剂。

（4）某些手术使用皮肤消毒剂备皮可达同样效果。

【相关知识】

各种常见手术备皮范围见图1-1-1，具体说明如下。

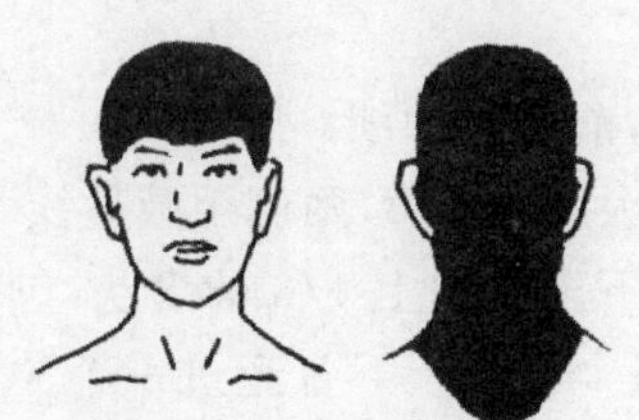

(a) 颅脑手术备皮范围

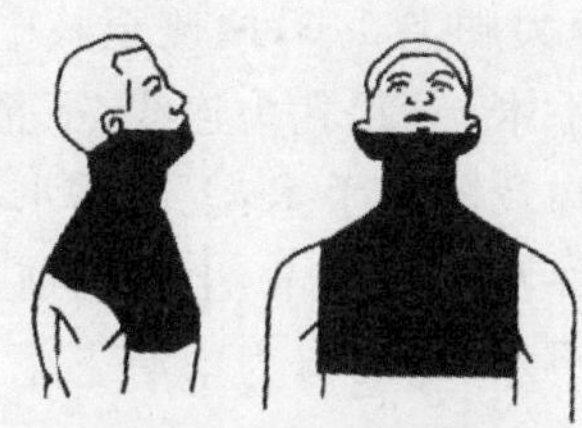

(b) 颈部手术备皮范围

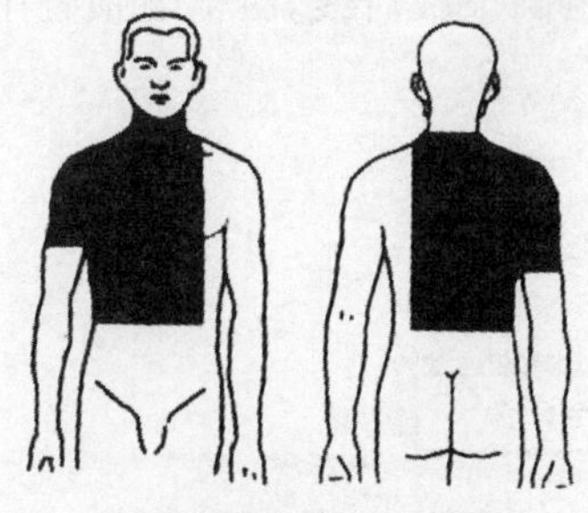

(c) 胸部手术备皮范围

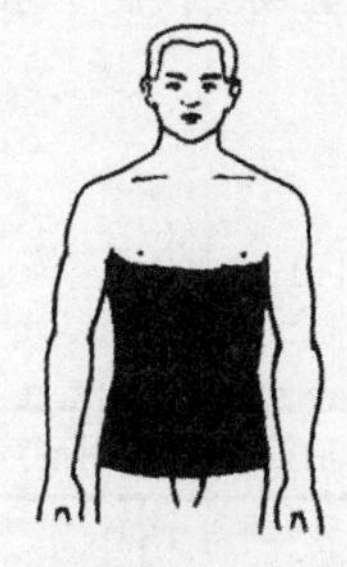

(d) 腹部手术备皮范围

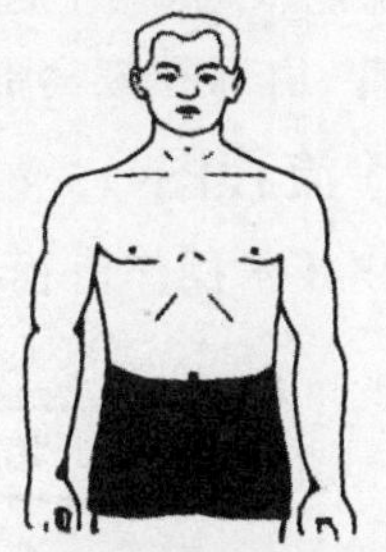

(e) 腹股沟及阴囊手术备皮范围

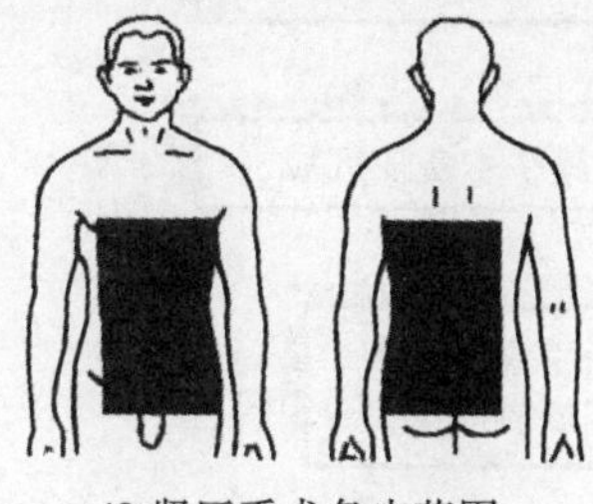

(f) 肾区手术备皮范围

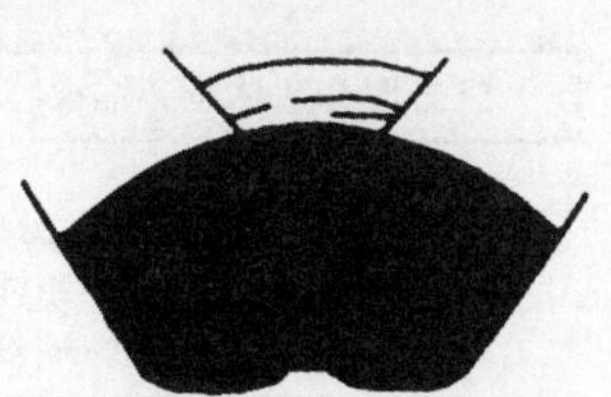

(g) 会阴部及肛周手术备皮范围

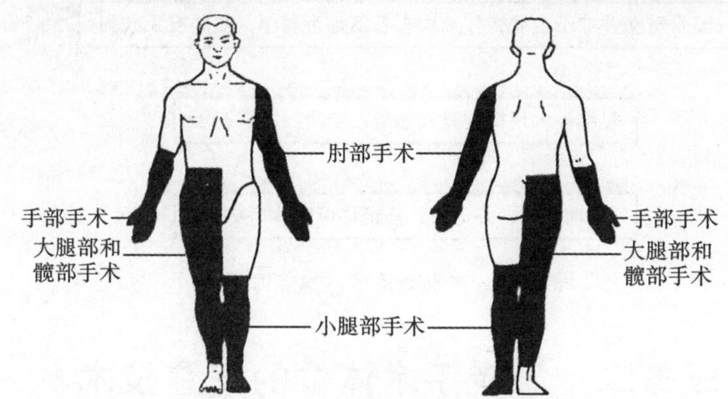

(h) 四肢手术备皮范围

图 1-1-1　各种常见手术备皮范围

(1) 颅脑手术：剃尽头发及颈项部毛发，保留眉毛。

(2) 颈部手术：上起下唇，下至胸骨角，两侧至斜方肌前缘。

(3) 胸部手术：上起锁骨上部，下至脐水平，前至对侧锁骨中线，后至对侧肩胛下角。

(4) 腹部手术：上腹部手术上至乳头，下至耻骨联合，两侧至腋中线；下腹部手术

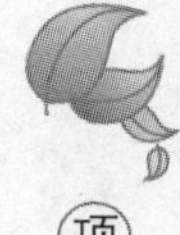

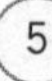

上至剑突，下至大腿上 1/3，两侧至腋中线。

(5) 肾区手术：上起乳头连线，下至耻骨联合，前后过中线。

(6) 腹股沟及阴囊手术：上起脐水平线，下至大腿上 1/3，两侧至腋后线。

(7) 会阴部及肛周手术：上平髂前上棘连线，下至大腿上 1/3 的皮肤，包括臀部。

(8) 四肢手术：以切口为中心上下 20 cm 以上，一般上下各超过一个关节或患者整个肢体。

(9) 乳腺癌根治术：上起锁骨上窝，下至脐水平，患侧至腋后线，对侧至锁骨中线。包括患侧上臂、肩部和腋窝部。

二、操作流程图

术前备皮技术操作流程见图 1-1-2。

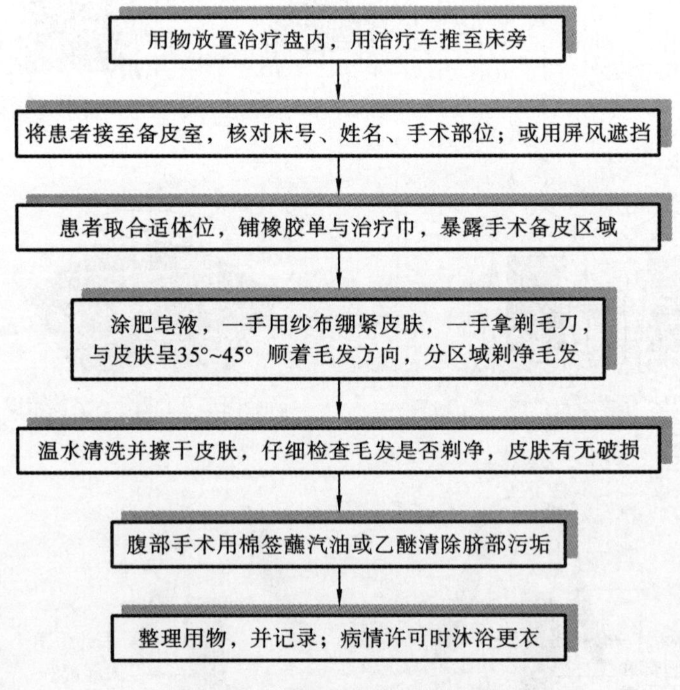

图 1-1-2 术前备皮技术操作流程

任务二 患者手术体位的安置技术

手术体位由巡回护士根据手术的需求合理安置，利用手术床的转动（手动、遥控板调控）和附件的支持，应用软垫、沙袋、固定带等保持患者的体位以符合手术的需求。合理的手术体位既可最大限度地保证患者的安全与舒适，又有利于手术的顺利进行。

一、实训方法

【实训时间】

2 学时。

【实训目标】

1. 知识目标

(1) 通过充分暴露手术视野,保证手术顺利进行。

(2) 手术过程中最大限度地保证患者的安全与舒适。

2. 技能目标

(1) 能独立完成患者手术体位的正确安置操作方法。

(2) 能熟练掌握体位安置的要点与各种手术的安置方法。

(3) 能熟悉体位安置的用物准备与临床意义。

3. 素质目标

(1) 能严肃认真地对待和积极地实施本项目。

(2) 能以高度负责的态度对待护理操作,防止意外事件发生。

【实训方式】

(1) 教师介绍多功能手术的使用方法。

(2) 教师示教各种手术体位的安置方法、注意事项,学生观摩。

(3) 学生分组练习,教师巡回指导。

(4) 教师根据学生练习情况进行总结。

【用物准备】

(1) 操作者准备:操作者(扮演巡回护士)穿手术室工作服、戴好帽子,换手术室专用鞋,要求着装整洁,仪表端庄。

(2) 用物准备:多功能手术床、托臂架、各种规格的手术垫(软垫、海绵软垫)、软枕(分大、小两种)、中单、约束带。

【实训步骤】

(1) 手术间备齐体位安置的各种用物。

(2) 热情接待患者,核对床号、姓名、性别、手术部位、手术日期。

(3) 向手术患者解释安置体位的目的。

(4) 根据手术不同部位安置恰当的手术体位。

(5) 在相应部分垫上软枕;并用中单或约束带固定肢体。

(6) 安慰患者,整理用物。

【相关知识】

各种手术体位见图 1-2-1。

1. 水平仰卧位(为最常用的手术体位)

(1) 适用对象:适用于胸壁、腹部、颌面部、骨盆、下肢等手术。

(2) 安置方法:

① 安置体位:将患者安置仰卧于平置的手术床上。

② 手术垫保护:头部垫软枕,腰曲、腘窝处放合适的软垫,足跟部用软垫或气圈保护。

③ 妥善固定:胸腰部横放中单,左右各半,用中单固定双臂于身体两侧,掌面向下。如果在手臂实施静脉输液,则将其固定在臂托上,腕部用约束带固定。膝下垫软

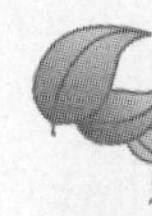

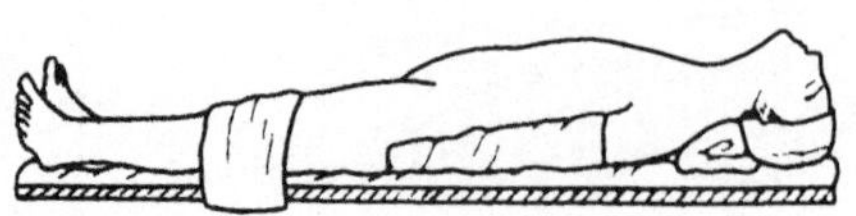

(a) 水平仰卧位或颈仰卧位

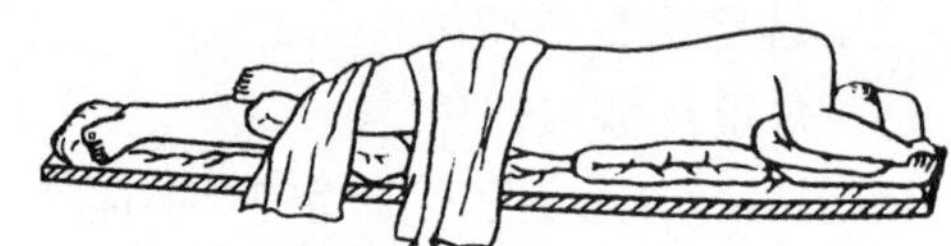

(b) 乳房手术仰卧位或胸部手术侧卧位

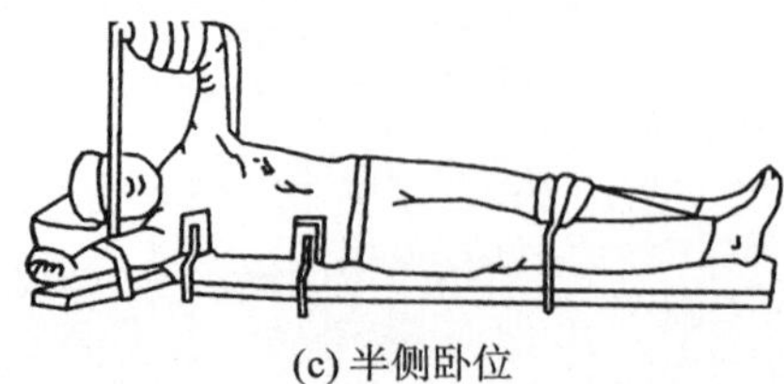

(c) 半侧卧位

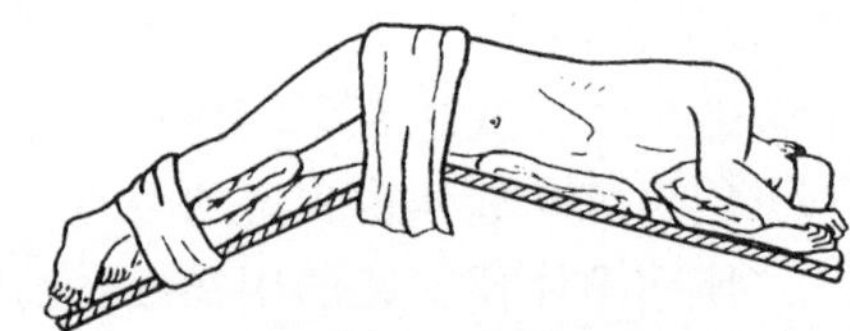

(d) 肾手术侧卧位

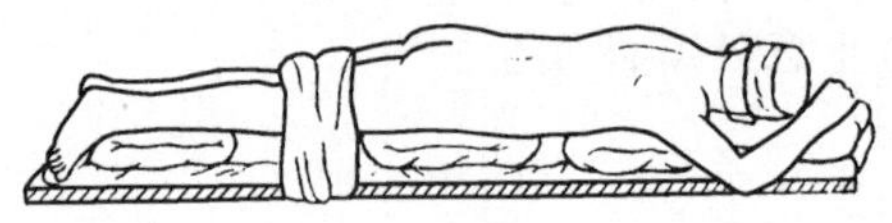

(e) 俯卧位

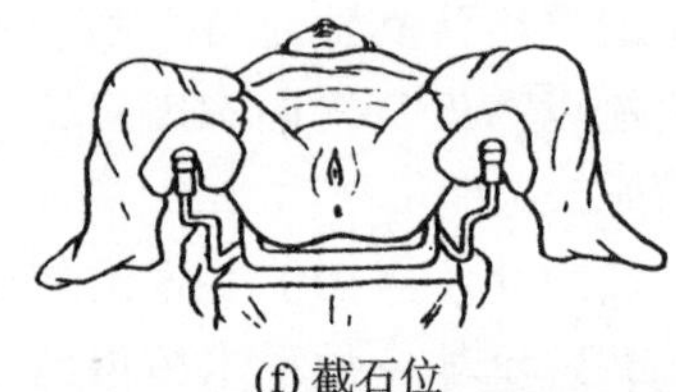

(f) 截石位

图 1-2-1 各种手术体位

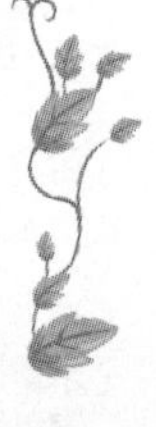

枕，用宽带固定膝部。

④ 特殊要求：对肝、胆、脾、胰腺手术者，则将手术台腰桥对准胸骨剑突平面，手术时摇起腰桥，充分暴露手术野，便于手术。

(3) 注意要点：

① 上臂不可过度外旋、外展(大于 90°)，以防引起神经麻痹。

② 膝关节处固定良好，防止手术中肢体移动而影响手术。

③ 关闭体腔时腰桥复位，以减小张力，便于缝合腹壁。

2. 乳房手术仰卧位

(1) 适用对象：适用于乳房及腋下手术。

(2) 安置方法：

① 安置体位：患者仰卧在手术床上，术侧靠近床边。

② 手术垫保护：头部垫软枕，肩胛下垫软垫，腰曲、腘窝处放合适的软垫，足跟部用软垫或气圈保护。

③ 妥善固定：上臂外展，置于臂托上，腕部用约束带固定。健侧上臂固定于身体侧边。膝下垫软枕，用宽带固定膝部。

3. 颈仰卧位(颈部手术需在颈、肩后加垫，使头部后仰)

(1) 适用对象：适用于颈前部手术，如甲状腺手术、气管切开手术。

(2) 安置方法：

① 安置体位：患者仰卧在手术床上，手术台上部抬高 10°～20°，头板适当放下。

② 手术垫保护：肩部垫软枕，使颈部过伸，腰曲、腘窝处放合适的软垫，足跟部用软垫或气圈保护。

③ 妥善固定：颈部两侧用沙袋固定，颈前充分暴露；用中单固定双臂于身体两侧，

掌面向下，腕部用约束带固定；膝下垫软枕，用宽带固定膝部。

4. 胸部手术侧卧位

(1) 适用对象：适用于胸腔手术（心脏手术多取仰卧位）。

(2) 安置方法：

① 安置体位：患者侧卧，手术侧在上，两肩连线与手术台面为90°，两手臂固定在双层托手架上，上方下肢屈曲，下方下肢自然伸直。

② 手术垫保护：肋下垫大软枕，使手术野充分暴露，两腿间接触处垫软枕，臀部两侧垫小软枕。

③ 妥善固定：用约束带固定前臂、骨盆、双下肢。

5. 半侧卧位

(1) 适用对象：适用于胸腹联合切口手术。

(2) 安置方法：患者仰卧，手术侧在上，在其背、腰、臀、膝部置软枕，使其向非手术侧转30°～50°，手臂屈曲用中单或大治疗巾包裹后固定在头架或手支架上。为保持半侧卧位稳定，应使用约束带固定臀部和膝部。

6. 肾手术侧卧位

(1) 适用对象：适用于肾脏手术。

(2) 安置方法：

① 安置体位：患者侧卧，手术侧在上，两肩连线与手术台面为90°，近手术床的下肢屈曲60°～70°，对侧下肢伸直，将腰桥对准患者肾区（第11～12肋），并摇高桥架。手术床头、床尾适当摇低，腰部抬高。

② 手术垫保护与妥善固定：基本同胸部手术侧卧位。

7. 俯卧位

(1) 适用对象：适用于脊椎和背部手术。

(2) 安置方法：

① 安置体位：患者俯卧、头偏向一侧，双上肢屈肘于头部旁。

② 手术垫保护：用两个长软垫置于胸部、髋部两侧，或用俯卧位手术专用垫，两腿胫前横置一个长软枕。

③ 妥善固定：膝部自然弯曲，约束带固定腘窝部。

(3) 注意要点：胸部不可受压。

8. 截石位

(1) 适用对象：适用于会阴部、肛周、尿道手术。

(2) 安置方法：

① 安置体位：在仰卧位的基础上，身体下移，骶尾部超出手术台座板下缘少许，上肢放体侧，双下肢更换裤套后外展（60°～90°）分别放于搁腿架上，使膝关节屈曲，下垂手术台腿板，充分显露会阴部。

② 手术垫保护：腘窝及臀部垫软枕。

③ 妥善固定：用扎脚带固定膝关节。

【注意事项】

(1) 向患者解释采取该体位的目的。

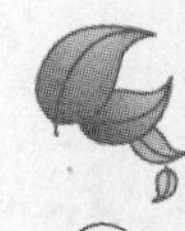

(2) 充分暴露手术区域，但避免不必要的裸露。

(3) 维持正常呼吸功能，避免颈部、胸部受压。

(4) 维持正常血液循环，固定带松紧适宜(以手掌掌指关节处能够伸入为准)，同时注意观察肢体末端血液循环情况。

(5) 妥善固定肢体、关节、骨隆突处，避免肢体神经肌肉受压或过度牵拉。

(6) 便于麻醉和病情监测。

(7) 最大限度地保证患者的安全与舒适。

二、操作流程图

手术体位(以水平仰卧位为例)安置技术操作流程见图 1-2-2。

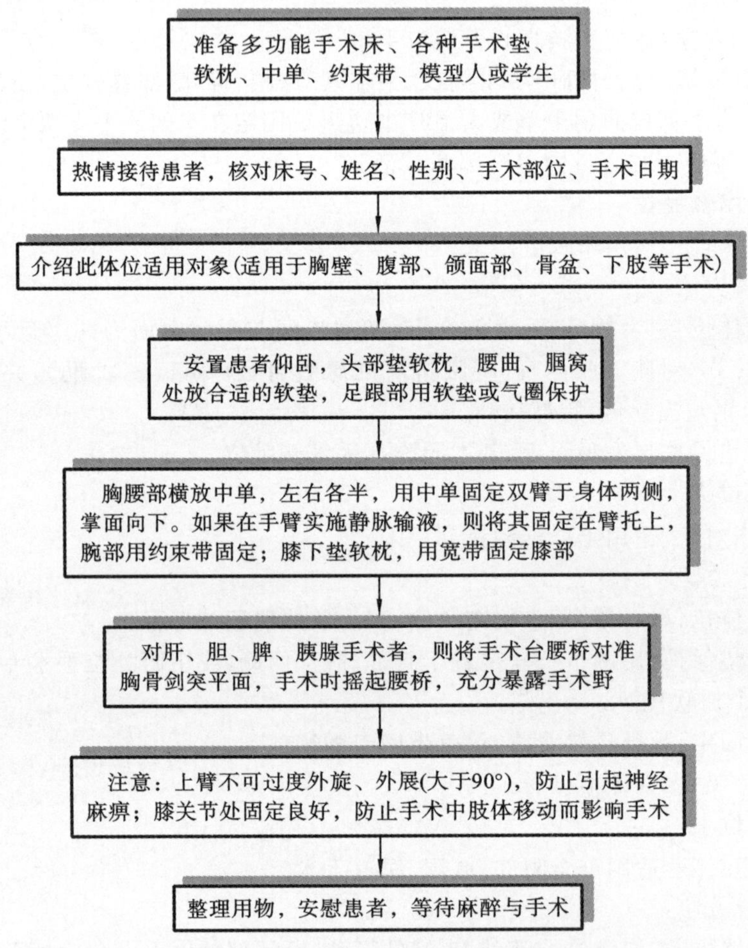

图 1-2-2　手术体位(以水平仰卧位为例)安置技术操作流程

任务三　常用手术器械的辨认与使用技术

手术器械是外科手术操作的必备工具，正确掌握各种手术器械的结构特点和基本性能，并能熟练运用，是实施外科手术的基本要求和保证。熟悉手术器械名称、用途及

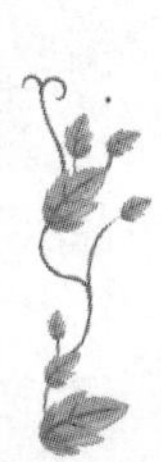

使用方法是手术室护士必不可少的重要工作内容。

一、实训方法

【实训时间】

2 学时。

【实训目标】

1. 知识目标

(1) 通过学习熟悉常用手术器械的名称、用途。

(2) 掌握常用手术器械使用方法和正确传递方法。

2. 技能目标

(1) 能正确识别和使用各种常用手术器械。

(2) 能正确传递手术器械,配合医生手术。

3. 素质目标

(1) 能严肃认真地对待和积极实施本项目。

(2) 具备较强的无菌操作观念,了解无菌技术是手术成功的关键因素之一。

(3) 严格遵守无菌原则。

【实训方式】

(1) 教师示教辨别、使用和传递常用手术器械的方法,学生观摩。

(2) 学生分组练习,教师巡回指导。

(3) 根据学生练习情况进行总结。

(4) 复习巩固:课后开放实训室,练习巩固。

【用物准备】

(1) 操作者准备:更换衣裤、鞋;洗手,穿手术衣,戴无菌手套;着装整齐。

(2) 用物准备:①手术刀(刀柄、刀片);②手术剪(组织剪、线剪、拆线剪);③手术钳(各种型号止血钳、组织钳、持针钳、海绵钳、布巾钳、胃钳、肠钳);④手术镊(有齿镊、无齿镊);⑤拉钩(直角拉钩、爪形拉钩、S 形拉钩);⑥吸引器头;⑦缝针(三角针、圆针);⑧缝线(肠线、丝线);⑨无损伤缝合针等。

【实训步骤】

1. 手术刀

(1) 结构与用途:手术刀由刀柄和可装卸的刀片两部分组成。刀柄根据其长短及大小可分 3 号、4 号、7 号,刀片按其形态可分圆头、尖头、弯头等。手术刀主要用于切开和分离组织,偶用刀柄钝性分离组织。刀柄和刀片根据需要选配不同型号(图 1-3-1)。

(2) 安装与卸下刀片:使用前左手拿刀柄,右手用持针器夹持刀片前端,安装于刀柄上(图 1-3-2)。使用后左手拿刀柄,右手用持针器夹持刀片尾端背部稍向前推,取下刀片(图 1-3-3)。

(3) 执刀姿势:正确的执刀方式有以下四种(图 1-3-4)。

(4) 手术刀的传递:传递手术刀时,传递者应握住刀柄与刀片衔接处的背部,将刀柄尾端送至手术者的手里。切不可将刀刃指着术者传递,以免造成损伤(图 1-3-5)。

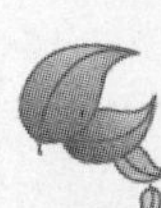

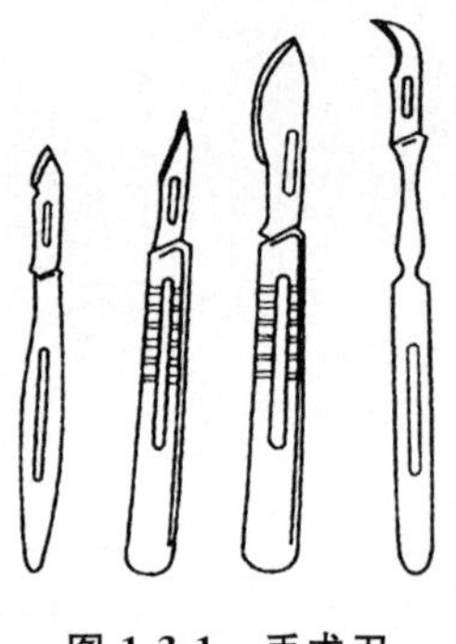

图 1-3-1　手术刀

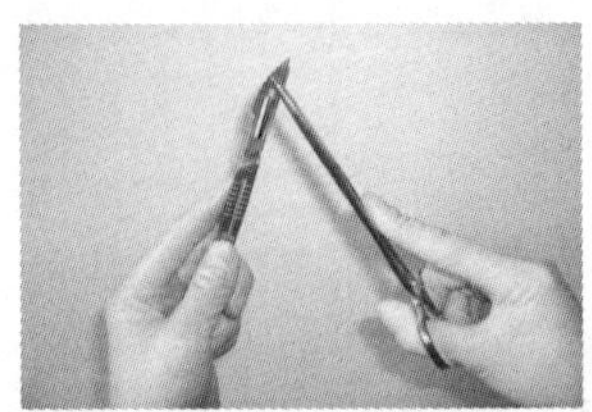

图 1-3-2　安装刀片

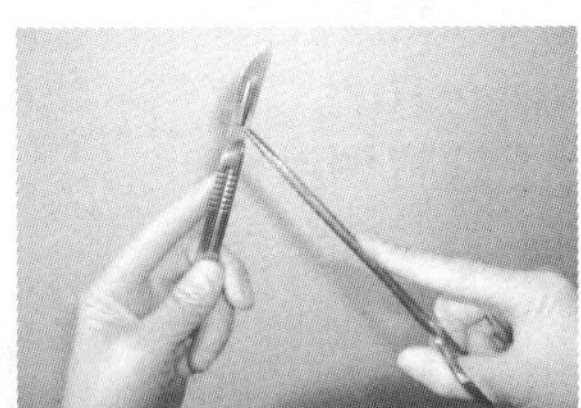

图 1-3-3　取下刀片

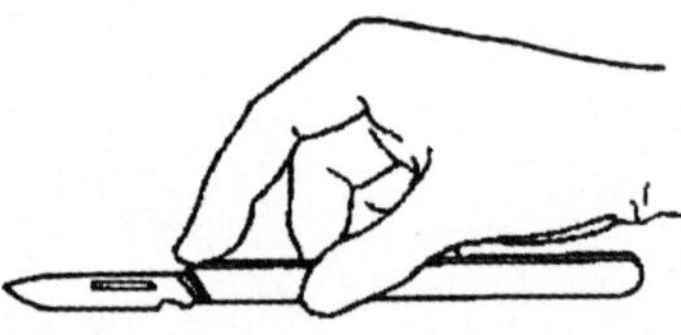

(a) 执弓式(用于一般切口)

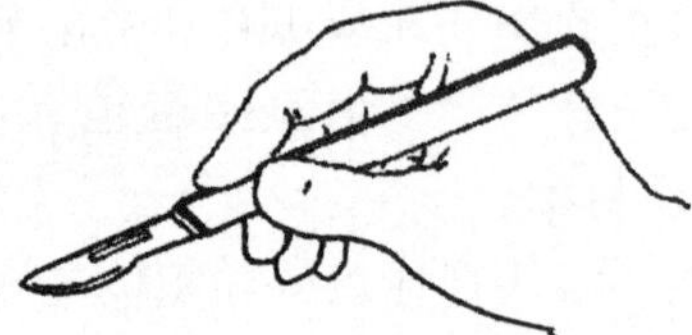

(b) 执笔式(用于小切口式解剖)

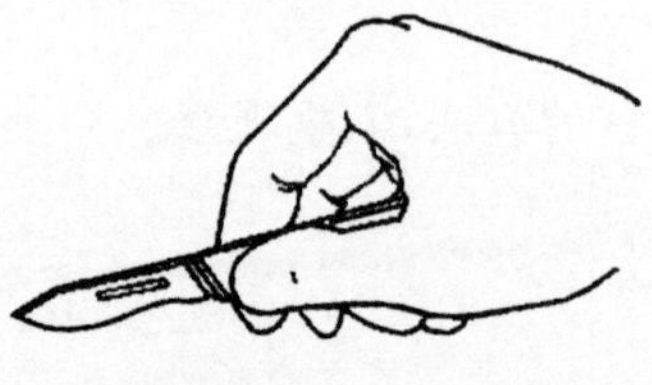

(c) 握持式(用于较大切口)

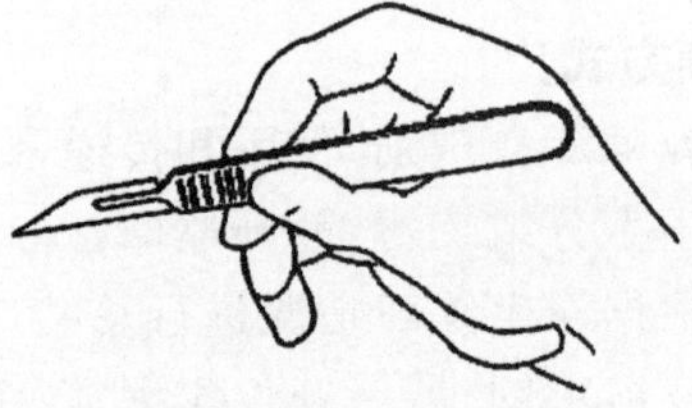

(d) 反挑式(用于浅表脓肿切开)

图 1-3-4　手术常用执刀方式

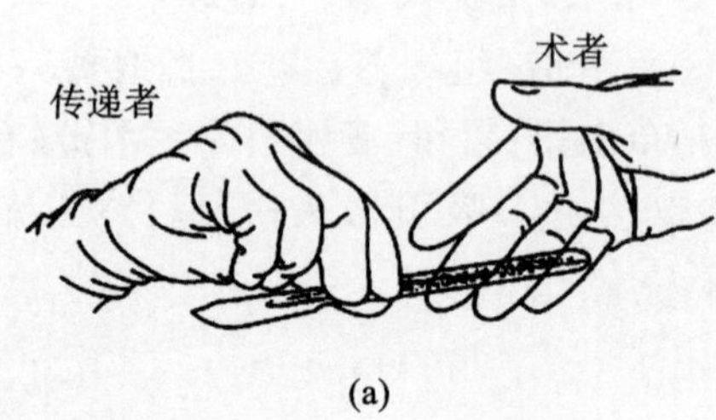

(a)

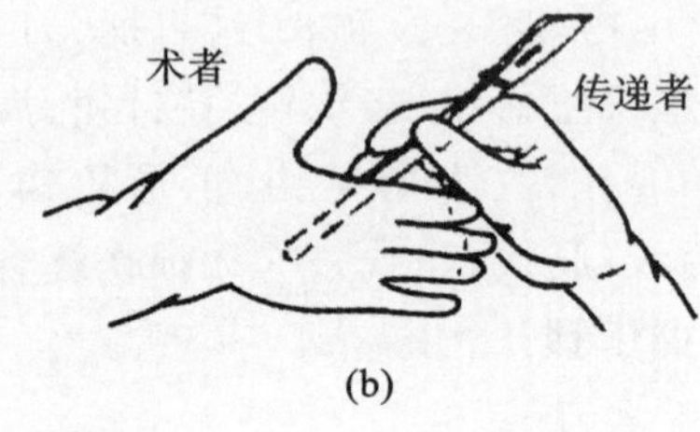

(b)

图 1-3-5　手术刀正确传递方法

2. 手术剪

(1) 结构与用途等：手术剪分为组织剪、线剪和拆线剪(图 1-3-6)。组织剪用以分离、解剖、剪开组织，锐利而精细。通常浅部手术操作用直组织剪，深部手术操作用弯组织剪。线剪多为直剪，用以剪断缝线、敷料、引流物等。此外，拆线剪主要用来拆除缝线。其结构特点是一页钝凹，一页直而尖。

(2) 执剪姿势：正确的执剪姿势为拇指和环指分别扣入剪刀柄的两环，中指放在环指的剪刀柄上，示指压在轴节处起稳定和导向作用(图 1-3-7)。

(3) 手术剪传递方法：洗手护士右手握住剪刀的锐利部，利于手腕部运动，适力将柄环部拍打在术者掌心上；弯剪刀应将弯侧向上传递。

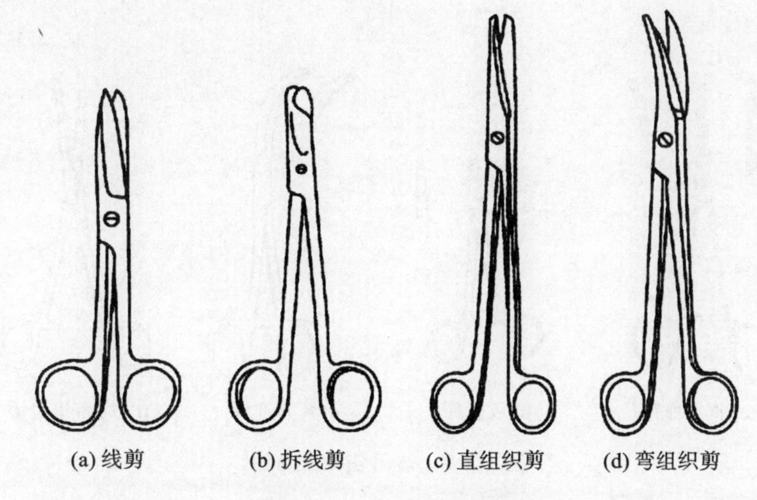

图 1-3-6　常用的手术剪

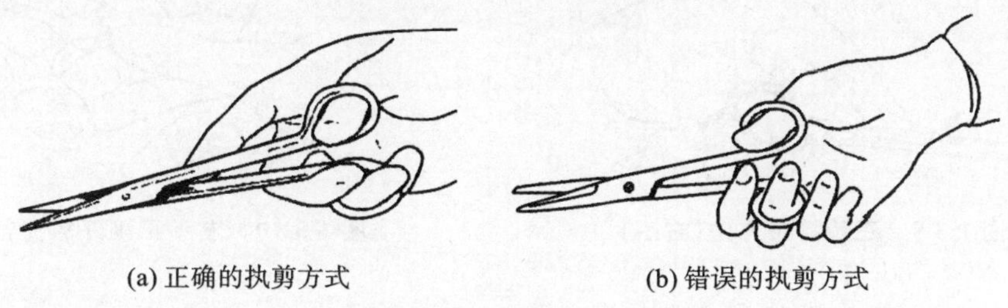

图 1-3-7　正确执剪姿势

3. 手术钳

1）各种手术钳基本介绍

手术钳种类较多，包括各种型号止血钳、组织钳、持针钳、海绵钳、布巾钳、胃钳、肠钳等。

（1）止血钳：又称血管钳，是主要用于止血的器械。临床上常用止血钳的类型与作用见图 1-3-8。

① 直止血钳：用于手术部位的浅部止血和组织分离。

② 蚊式止血钳：分弯、直两种，较细小而精巧，适用于分离小血管及神经周围的结缔组织，用于脏器与面部等手术的止血，不适宜夹持大块或较硬的组织。

③ 弯止血钳：有长、短两种，用于手术深部组织或内脏的止血。

④ 有齿止血钳：主要用于强韧组织的止血、提拉切口处的部分等。

正确持钳方法与开放血管钳的方法见图 1-3-9 和图 1-3-10。

（2）持针钳：持针钳也叫持针器（图 1-3-11、图 1-3-12），其基本结构与血管钳类似，主要用于夹持缝针缝合组织，有时也用于器械打结。持针钳的前端齿槽床部短，柄长，钳叶内有交叉齿纹，使夹持缝针稳定，缝合时不易滑脱。使用时将持针器的尖端夹住缝针的中、后 1/3 交界处，且将缝线重叠部分也放于针嘴内，若夹在齿槽床的中部，则容易将针折断。

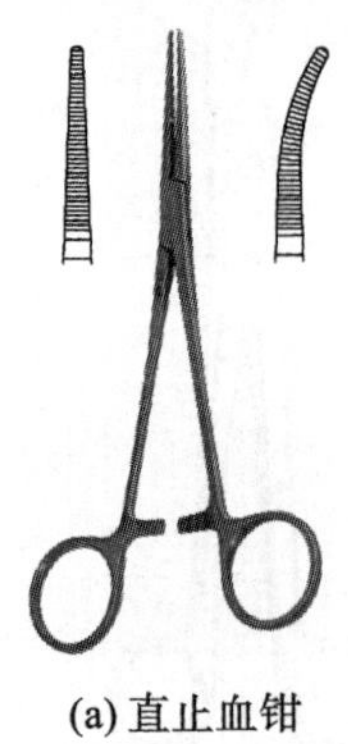
(a) 直止血钳

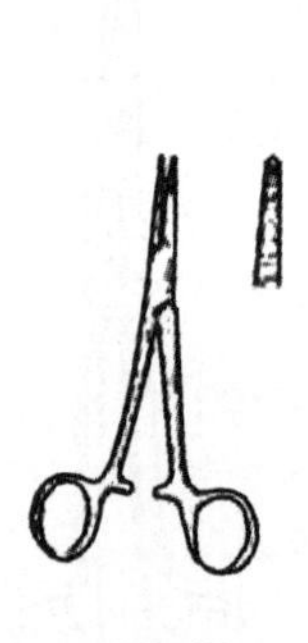
(b) 纹丝钳

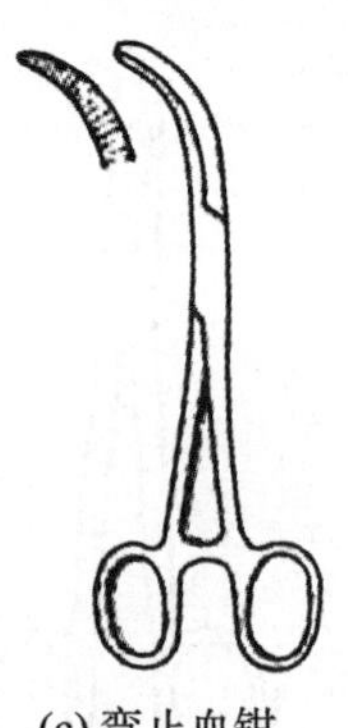
(c) 弯止血钳

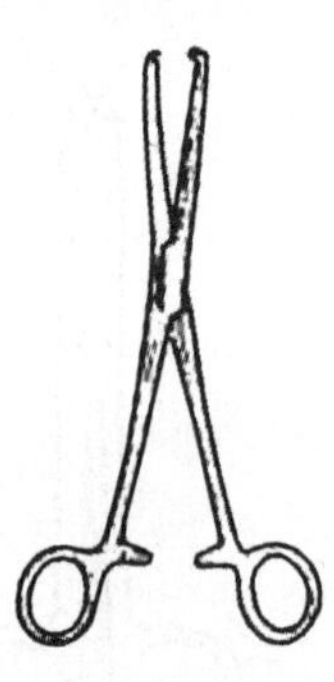
(d) 有齿止血钳

图 1-3-8　常用各种止血钳

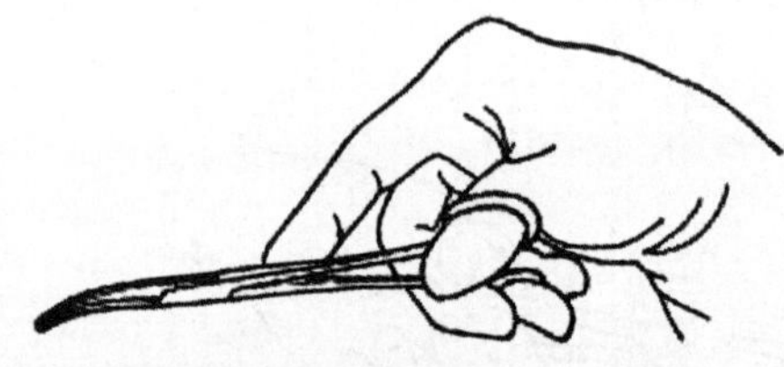

图 1-3-9　正确持钳方法(右手)

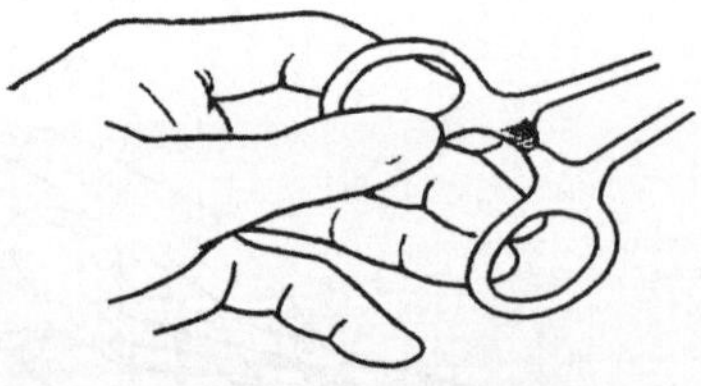

图 1-3-10　左手正确开放血管钳

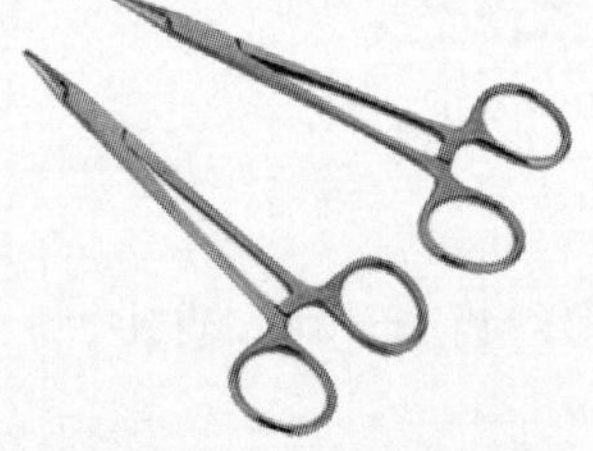

图 1-3-11　持针钳

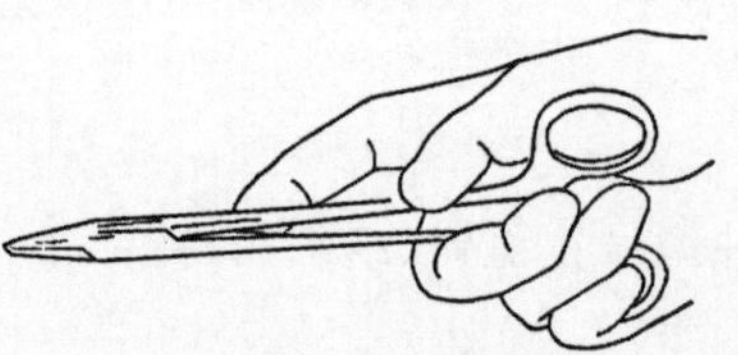

图 1-3-12　握持针钳的方法

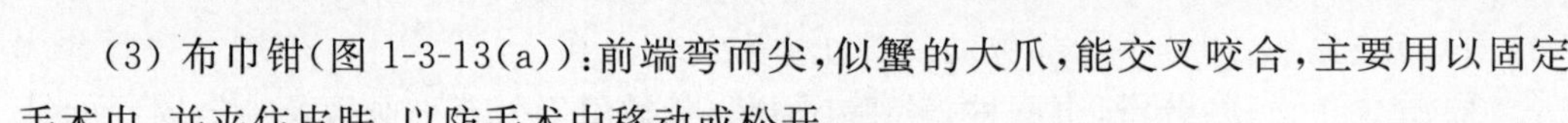

(3) 布巾钳(图 1-3-13(a)):前端弯而尖,似蟹的大爪,能交叉咬合,主要用以固定手术巾,并夹住皮肤,以防手术中移动或松开。

(4) 组织钳(图 1-3-13(b)):又叫鼠齿钳和 Allis 钳,其前端稍宽,有一排细齿似小耙,闭合时互相嵌合,弹性好。用以夹持纱巾垫与切口边缘的皮下组织,也用于夹持组织或皮瓣作为牵引。

(5) 海绵钳(图 1-3-13(c)):也叫持物钳,钳的前部呈环状,分为有齿和无齿两种。前者主要用以夹持、传递已消毒的器械、缝线、缝针及引流管等,也用于夹持敷料做手术皮肤的消毒,或用于手术深处拭血和协助暴露止血;后者主要用于夹提肠管等脏器组织。

(6) 肠钳(图 1-3-13(d)):有直、弯两种。钳叶扁平有弹性,咬合面有细纹,无齿,轻夹时两钳叶间有一定的空隙，钳夹的损伤作用很小，可用以暂时阻止胃肠壁的血管和内容物流动。

(7) 直角钳(图 1-3-13(e))：用于游离和绕过重要血管、胆道、输尿管等组织的后壁，如胃左动脉、胆囊管、输尿管等。

(8) 胃钳(图 1-3-13(f))和十二指肠钳：常于术中切断胃或切断十二指肠时使用。

(9) 肾蒂钳、脾蒂钳和肺蒂钳：分别为术中夹持肾蒂、脾蒂或肺蒂而设计。

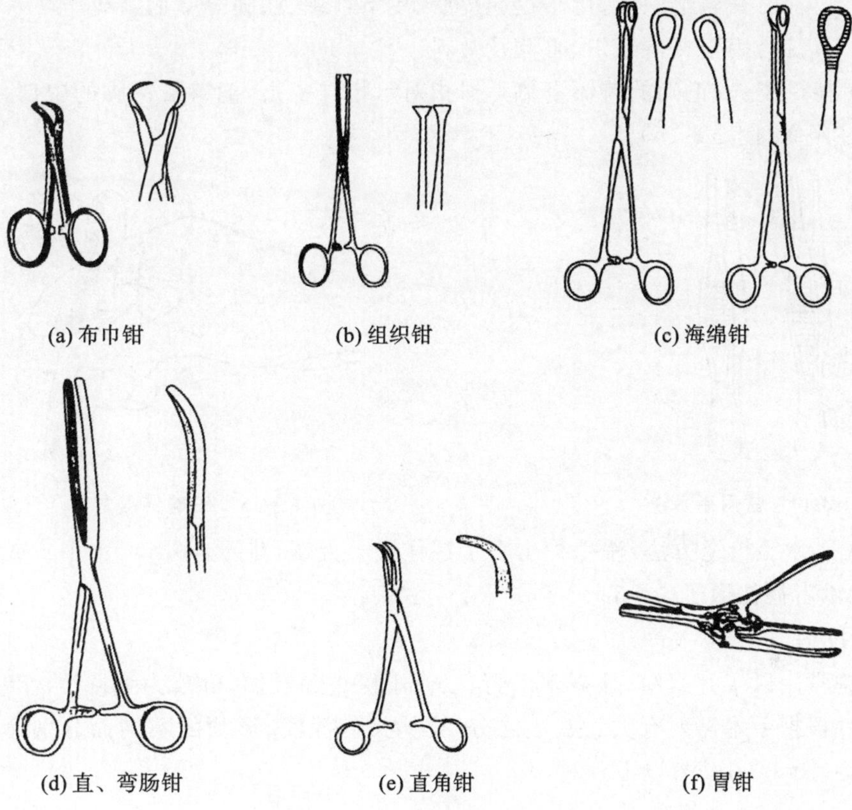

图 1-3-13　常用其他钳类器械

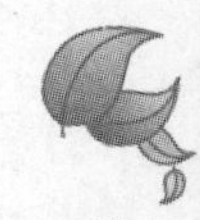

2) 手术钳的传递方法

(1) 钝性手术钳传递方法：

① 单手传递法：洗手护士右手握住止血钳前 1/3 处，弯侧向掌心，利用腕部适当的运动将环柄部拍打在掌心上。

② 双手传递法：常用于颅脑手术。双手交叉同时传递止血钳，注意传递对侧器械的手在上，同侧手在下，其余同单手法。

(2) 持针器传递方法：

① 持针器夹针阴线方法：右手拿持针器，用持针器开口处的前 1/3 夹住缝针的后 1/3；然后将持针器交于右手握住，右手拇指与示指捏住缝线前端，中指扶住持针器，将缝线穿入针孔；右手拇指顶住针孔，示指顺势将线头拉出针孔，并反折(持针器的 1/3)

合并缝线卡入持针器的头部;若为线轴,右手拇指与示指捏住缝线,中指向下用力弹断线尾。

② 传递持针器的方法:洗手护士右手捏住持针器的中部,针尖向外侧,利用手腕部适当的力气将柄环部拍打在术者掌心上。

4. 手术镊

(1) 结构与用途:手术镊用以夹持或提取组织,便于分离、剪开和缝合。有长、短,以及有齿、无齿之分(图 1-3-14),还有为专科设计的特殊手术镊。

① 有齿镊:又名组织镊,用于提起皮肤、皮下组织、筋膜等坚韧组织。

② 无齿镊:用于夹持组织、脏器及敷料。

(2) 持镊姿势:正确的持镊姿势是拇指对示指与中指,把持二镊脚的中部,稳而适度地夹住组织(图 1-3-15)。

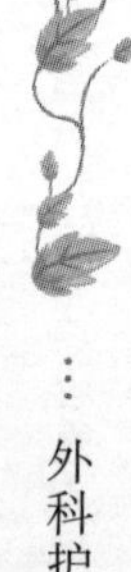

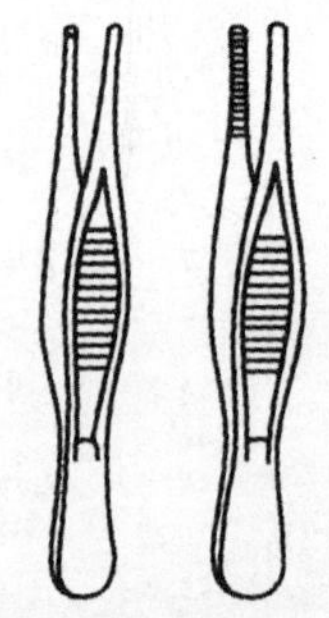

图 1-3-14 常用手术镊

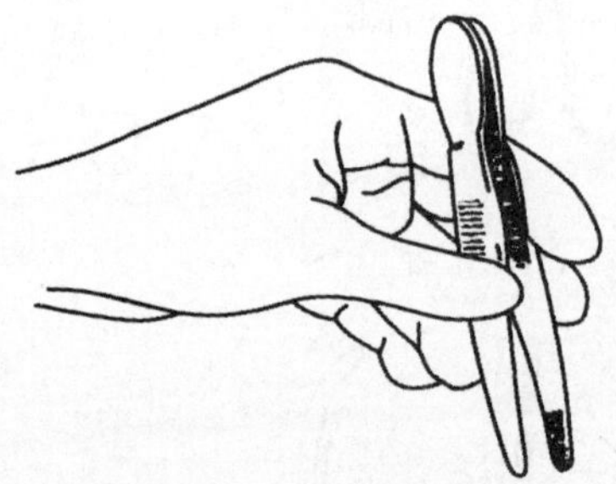

图 1-3-15 正确持镊方法

(3) 手术镊传递方法:洗手护士右手握住镊子夹端,并闭合开口,水平式或直立式传递,让术者握住镊子中上部。

5. 拉钩

拉钩常用以牵开组织,显露手术野,以便于探查和操作,可分为手持拉钩和自动拉钩两类。根据手术需要有大、中、小之分,拉钩又有深浅、形状的不同而分别命名。常用的拉钩(图 1-3-16)有以下几种。

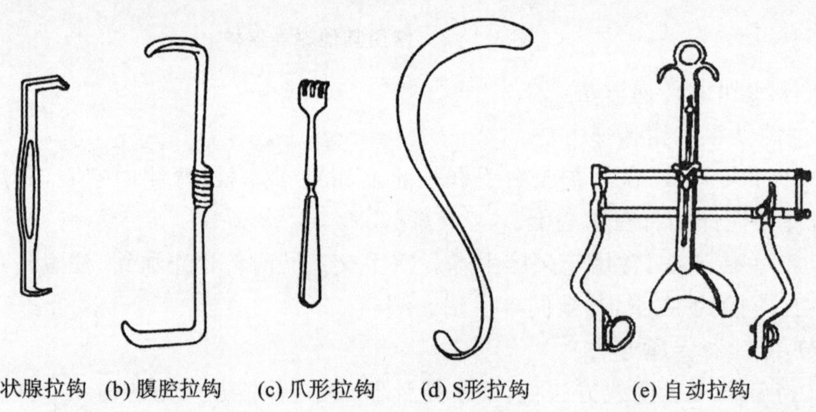

图 1-3-16 常用的手术拉钩

（1）甲状腺拉钩：又称直角拉钩，为平钩状，可牵开皮肤、皮下组织、肌肉和筋膜等。常用于甲状腺部位牵拉暴露，也常用于其他手术。

（2）腹腔拉钩：又称方钩，为较宽大的平滑钩状，用于腹腔较大的手术。

（3）爪形拉钩：又称皮肤拉钩，外形如耙状，用于浅部手术的皮肤牵开。

（4）S形拉钩：又称弯钩，是一种“S”状腹腔深部拉钩，用于胸腹腔深部手术，有大、中、小、宽、窄之分。正确掌握S形拉钩的使用方法，有利于手术野的持久显露。

（5）自动拉钩：自行固定牵开器，腹腔、盆腔、胸腔、腰部、颅脑等部位的手术均可使用。

（6）拉钩传递方法：洗手护士右手握住拉钩前端，将柄端水平传递，注意传递前应用盐水浸湿。

6. 吸引器头

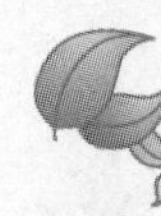

吸引器头用于吸手术野渗血、渗液、脓液及空腔脏器漏出物等，便于显露手术野及减少污染。多用金属管，也有一次性硬塑料管等，使用时将吸引器头和导管及中心吸引接头或吸引器连接。

7. 缝合针与手术用线

1）缝针（用于各种组织缝合的器械，手术中最常用的是三角针和圆针）

（1）三角针：针尖前面呈三角形（三菱形），能穿透较坚硬的组织，用于缝合皮肤、韧带、软骨和瘢痕等组织，但不宜用于颜面皮肤缝合。

（2）圆针：针尖及针体的截面均为圆形，用于缝合一般软组织，如胃肠壁、血管、筋膜、腹膜和神经等。

2）手术用线（用于缝合组织和结扎血管）

（1）手术用线应具备的条件：有一定的张力，易打结，组织反应小，无毒，不致敏，无致癌性，易灭菌和保存。

（2）手术用线分类：

① 可吸收缝线：主要为肠线和合成纤维类。

a. 肠线：由绵羊的小肠黏膜下层制成，因它属于异种蛋白，所以它在人体内可引起较明显的组织反应。普通肠线约经7天开始吸收，铬制肠线2～3周后开始吸收，临床上肠线主要用于内脏（如胃、肠、膀胱、输尿管、胆道等）黏膜层的缝合。

b. 合成纤维线：常用的有Dexon（PGA，聚羟基乙酸）、Vicryl（Polyglactin 910），其特点是缝线周围组织反应极小，无异物残留。

② 不吸收缝线：有桑蚕丝线、尼龙线、棉线、不锈钢丝、亚麻线等数十种。根据缝线张力强度及粗细的不同，分为不同型号。正号数越大表示缝线越粗，张力强度越大。“0”数越多的线越细，最细显微外科无损伤缝线号为12个“0”。以000、0、4和7号线较常用。

3）多种切口黏合材料

多种切口黏合材料主要有外科拉链、医用黏合剂、金属钉直接钉合等。其优点是使用方便、快捷，伤口愈合后瘢痕很小。这些切口黏合材料是目前临床上用来代替缝针和缝线的重要材料。

8. 引流物

常用引流物有管状引流管、乳胶片引流条、烟卷引流和纱布引流等，主要用于手术创面和腹腔内渗液、渗血和脓肿的引流。

(1) 管状引流管：由橡皮管或硅胶管制成，用于腹腔内引流。可以接引流袋、引流瓶，或者负压引流。包括普通引流管、双腔或三腔引流套管、胸腔引流管、T形引流管、蕈状引流管等。

(2) 乳胶片引流条：又称橡皮片，用于浅层切口或少量渗液的引流，如甲状腺手术引流等。但不作腹腔引流。

(3) 烟卷引流：由乳胶和干纱布制成，可以作腹腔或深部组织估计渗漏可能性不大的引流，或者用于引流时间不长的引流。一般在术后2～3天拔除，放置过久易继发感染，必要时可以换成引流管。

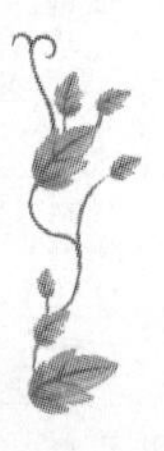

(4) 纱布引流：干纱布吸收力强不仅用于腹壁脓肿、髂窝脓肿等切开后引流，还可以制止切缘创面的出血，而且可以利用纱布的微管吸收作用将残余脓液吸出。但术中放置干纱布易与创面粘住，第一次换药时疼痛，且容易出血。一般脓肿的切开引流，第一次更换敷料时可以使用凡士林纱布作为引流物，纱带头应留于伤口外。

9. 敷料类

(1) 纱布块：用于消毒皮肤，擦拭术中渗血、脓液及分泌物，术后覆盖缝合切口，进入腹腔应用温湿纱布，以垂直角度在积液处轻压，蘸除积液(不可揩擦、横擦，否则易损伤组织)。

(2) 小纱布分离球：将纱布卷紧成直径0.5～1 cm的圆球，用组织钳或长血管钳夹持作钝性分离组织用。

(3) 大纱布垫：用于遮盖皮肤、腹膜，湿盐水纱布可用作腹腔脏器的保护；也可用来擦血，为防止遗留腹腔，常在一角附有带子，所以又称为有尾巾。

手术衣、手术单等布类用品在相关任务中介绍。

【注意事项】

(1) 正确区别各种器械的名称与用途。

(2) 正确传递和使用手术器械。

(3) 在上刀片、卸刀片及穿针与传递锐利器械时注意防护，避免损伤。

(4) 传递器械时应将器械握持的一端递给手术者，并应将器械把轻击手术者的手掌。

(5) 加强器械管理，做好消毒灭菌，注意无菌操作。

二、操作流程图

常用手术器械的辨认与使用操作流程见图1-3-17。

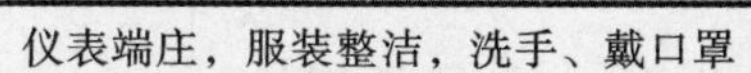
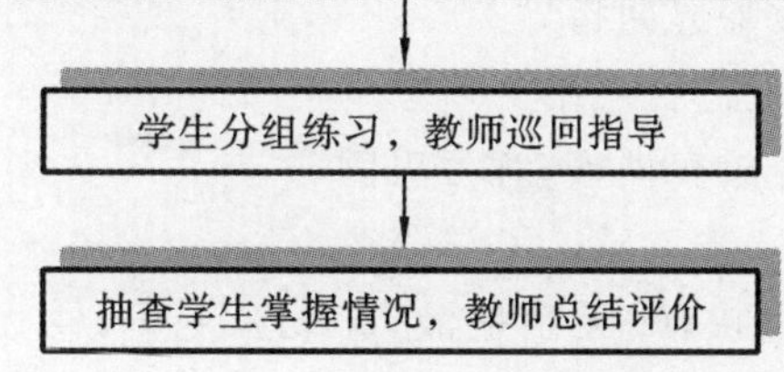

图 1-3-17　常用手术器械的辨认与使用操作流程

任务四　手术人员的无菌准备技术

手术人员的无菌准备是避免患者伤口感染，保证手术成功的必备条件之一，手臂皮肤上有暂居菌和常驻菌两大类细菌。暂居菌分布于皮肤表面，易被清除。常驻菌则深居毛囊、汗腺及皮脂腺等处，不易清除，且可在手术过程中逐渐移至皮肤表面，因此，手术人员进入手术室前必须剪短指甲，更换手术室专用鞋和洗手衣裤，戴好手术帽和口罩。进行手臂洗刷消毒后，还需穿无菌手术衣，戴无菌手套后方可进行手术，以防止细菌进入手术切口。

一、实训方法

【实训时间】

2 学时。

【实训目标】

1. 知识目标

(1) 熟悉手术室的基本设置与分区。

(2) 掌握手术室的相关无菌操作原则。

2. 技能目标

(1) 能独立或协作完成手术基本无菌技术，如手的消毒、穿无菌手术衣、戴无菌手套。

(2) 能在真实或模拟的护理工作场景中分析与解决实际问题。

(3) 在项目完成过程中，能明确自身职责，具有互相协作的能力。

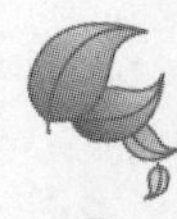
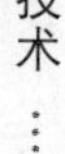

3. 素质目标

(1) 能严肃认真地对待和积极地实施本项目。

(2) 具备较强的无菌操作观念,了解无菌技术是手术成功的关键因素之一。

(3) 严格遵守无菌原则。

【实训方式】

(1) 将每一班分成两组,每组约 25 人。

(2) 教师介绍手术室的基本设置与分区,进手术室的要求。

(3) 换鞋、更换洗手衣裤、戴帽子、戴口罩。

(4) 由教师、学生代表分别扮演巡回护士、器械护士,共同完成洗手,掌握穿无菌手术衣、戴无菌手套的方法,其余学生观摩。

(5) 学生分组练习,教师巡回指导。

(6) 根据学生练习情况进行总结。

(7) 复习巩固:课后开放实训室,练习巩固。

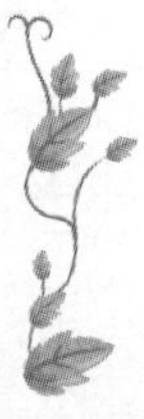

【用物准备】

(1) 用物准备:①肥皂块;②无菌皂液;③无菌毛刷;④无菌持物钳及持物钳筒;⑤敷料缸或有盖无菌小盘(内备络合碘纱布);⑥储物槽(内备无菌小毛巾);⑦污物桶;⑧无菌手术衣包;⑨无菌手套。

(2) 自身准备:

① 修剪指甲,取下手和臂的饰物。

② 更衣:更换手术室拖鞋,穿洗手衣裤,洗手衣扎于裤内,衣袖卷至肘上 10 cm 并内卷包住自身衣袖,自身裤脚不超过洗手裤脚外缘。

③ 戴帽子、口罩:戴好一次性口罩和帽子,帽子遮住所有头发,口罩应罩住口鼻,鼻子不能外露,口罩不得遮挡视线(图 1-4-1)。

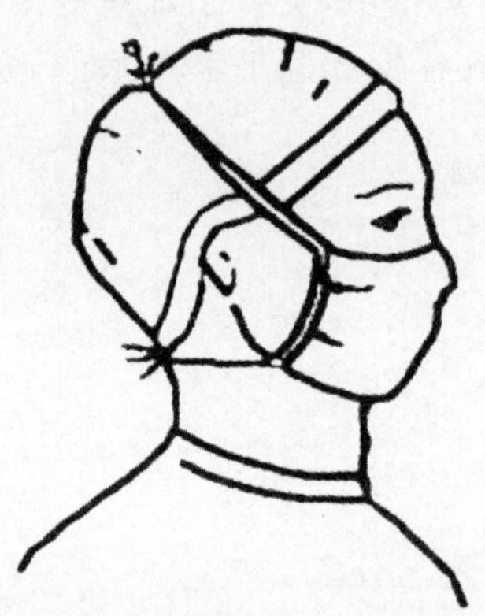

图 1-4-1 戴帽子、口罩的要求

(3) 患急性上呼吸道感染和皮肤感染的人员不得进入手术室。

【实训步骤】

1. 洗手(碘伏洗手法)

(1) 普通洗手(1 min):用肥皂洗手,清水冲洗,洗至肘上 10 cm,洗后保持拱手姿势于胸前，指尖朝上，不得甩水，时间为 1 min。

（2）肥皂液刷手（3 min）：用无菌毛刷蘸消毒的肥皂液刷洗手及手臂，按指尖、手指、手掌、手背、腕、前臂、肘、肘上臂顺序刷手，不留裸区，刷至肘上 10 cm。刷洗时分三个区域，从指尖到手腕、手腕到肘关节、肘关节到肘上 10 cm，每个区域左右交替。注意甲沟、甲缘、指蹼等处。掷毛刷入污物桶时手和臂不得低于腰，清水冲洗时指尖朝上肘向下，洗后拱手于胸前，指尖朝上，不得甩水，时间为 3 min。

（3）无菌小毛巾擦手：从储物槽中取出折成三角形的无菌小毛巾，顶角朝前由指尖擦到肘上，每侧手臂用一面，不可来回擦，以免污染（图 1-4-2）。

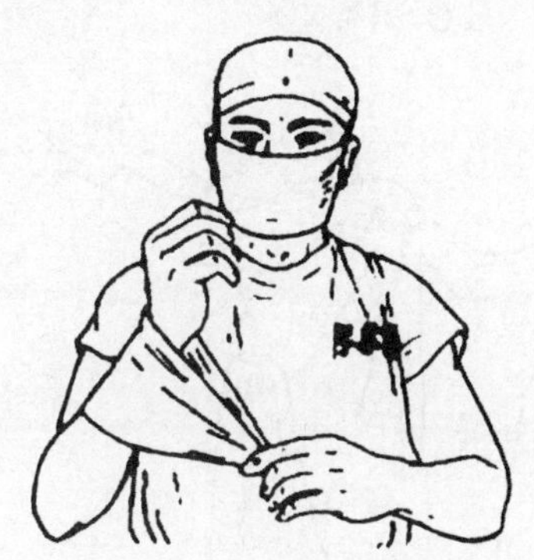

图 1-4-2　无菌小毛巾擦手

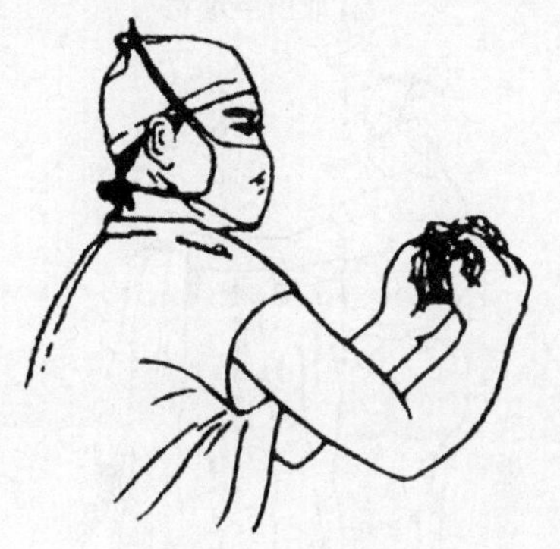

图 1-4-3　碘伏洗手

（4）碘伏纱布擦手：用无菌持物钳夹取浸透了 0.5％碘伏的纱布后，取下碘伏纱布分别擦洗双手、前臂及肘上 10 cm，左右交替，由指尖到肘上，不可返回，擦洗时动作稍快及用力，注意甲缘、甲沟、指蹼及肘部的擦洗（图 1-4-3）。待干后，用手直接拿取碘伏纱布按上法擦洗至肘上 6 cm。擦第二遍时，用手直接拿出碘伏纱布，按照同样方法擦洗至肘上 6 cm。每遍 3 min，共 6 min。

（5）保持拱手姿势：拱手于胸前，进入手术间，已消毒手臂应置于肩以下、腰以上、双侧腋中线之前，不可接触洗手衣。待碘伏干后（也可用无菌纱布揩干）即可穿无菌手术衣。

注：临床上许多医院使用免洗手消毒液洗手。

2. 穿无菌手术衣（图 1-4-4）

（1）双手消毒后从器械台上取无菌手术衣一件，选择较宽敞的地方站立，手提衣领抖开手术衣。衣服腰带及下摆不得拖地，手不得接触衣服外表面，手术衣不可触碰其他物品和地面。

（2）两手抓住衣领两角，将手术衣轻轻向上抛开，双手迅速准确插入衣袖中。两臂前伸，不可高举过肩，不可向左右敞开，以免触碰污染。

（3）巡回护士在穿衣者后方抓住衣领内面，协助提拉并系好衣领系带。

（4）穿衣者双手在胸前交叉，身体稍向前倾，手指夹住腰带，递向后方，双手不超过腋中线。巡回护士从后方接住并系好腰带。穿好手术衣后的双手应取拱手姿势，始终保存在腰以上、胸前视线范围内。

3. 戴无菌手套法

临床上可分戴干手套法和戴湿手套法，以戴干手套法多见（图 1-4-5）。

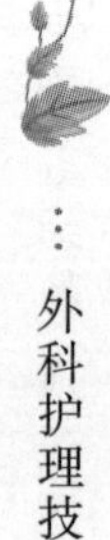

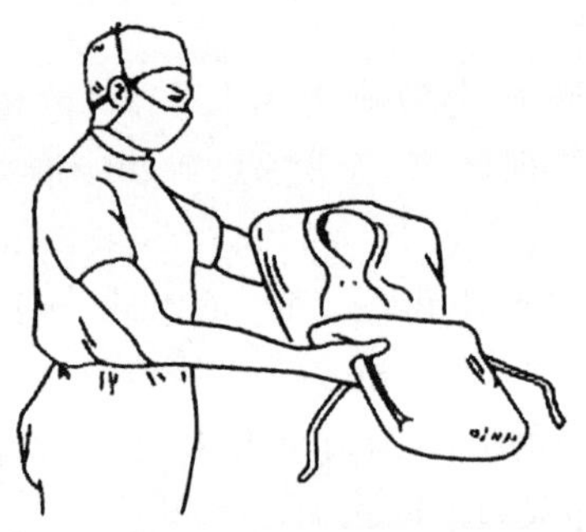

(a) 取出手术衣

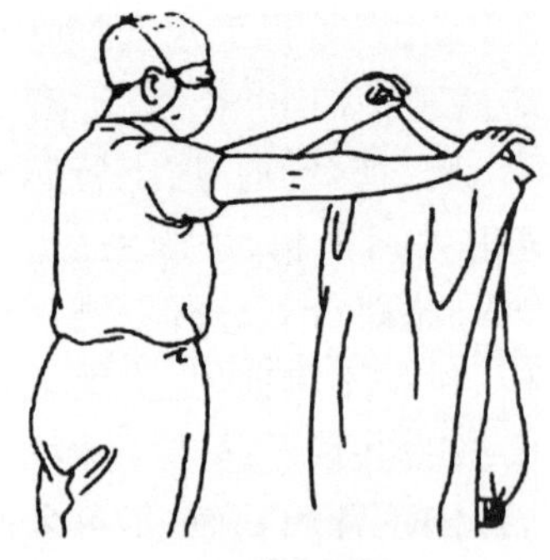

(b) 手提衣领

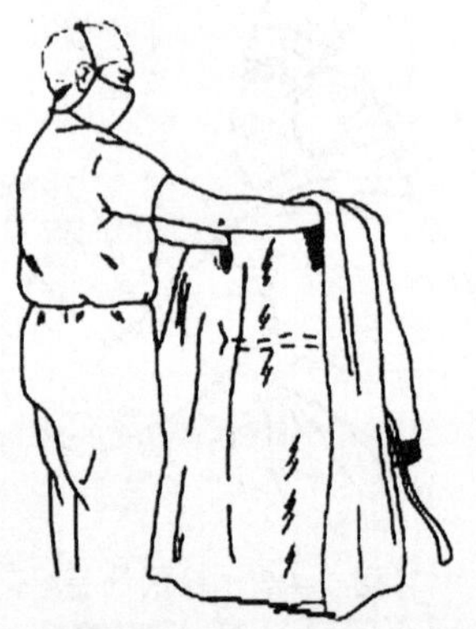

(c) 轻抛手术衣，双手进入袖笼

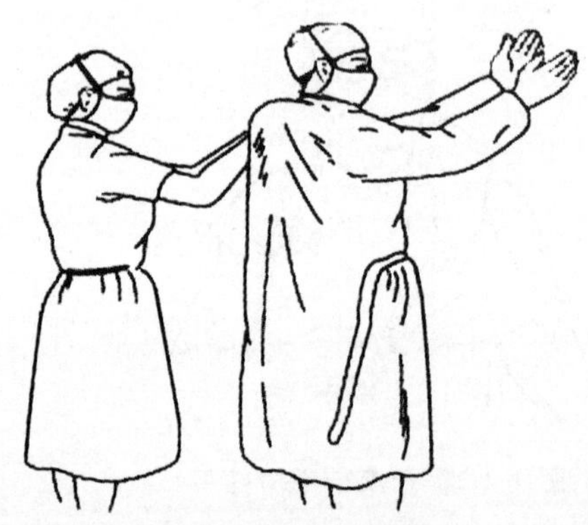

(d) 巡回护士系衣领系带

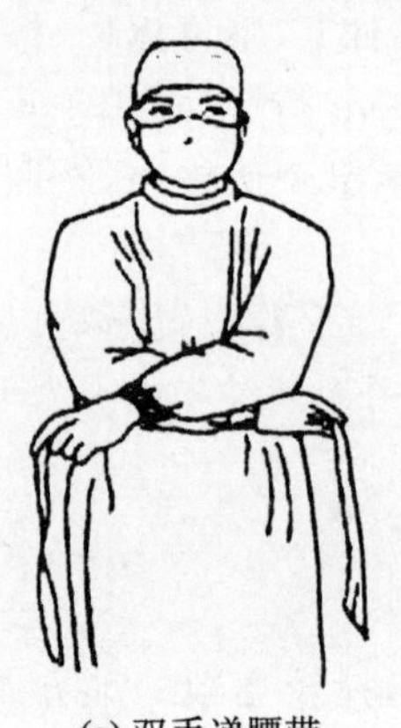

(e) 双手递腰带

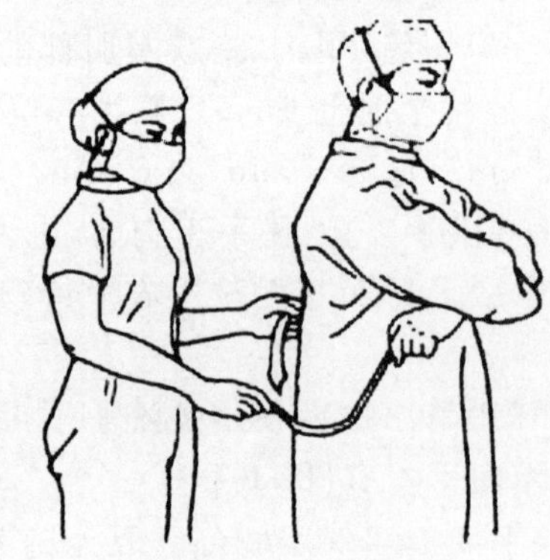

(f) 巡回护士协助系腰带

图 1-4-4　穿无菌手术衣

（1）取出无菌包内滑石粉，轻轻扑在双手及指间，使之光滑。

（2）掀开手套袋，捏住手套反折部取出手套，对清左右侧，将手套拇指相对，查看手套有无破损。

（3）左手捏住手套反折面（手套里面），显露右侧手套口，右手对准插入手套内。

（4）右手手指插入左手手套口反折部内面（手套外面），左手对准插入手套内戴好。

（5）分别将左、右手套的反折部翻上，盖住手术衣的袖口。

（6）用无菌生理盐水冲净手套外面的滑石粉（图 1-4-6）。

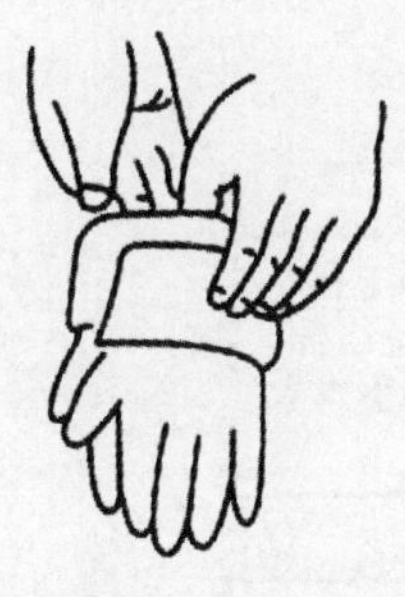

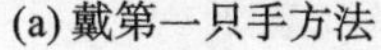

(a) 戴第一只手方法

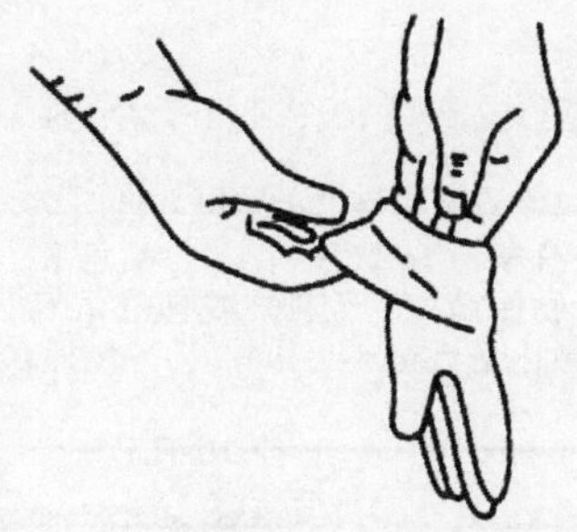

(b) 戴另一只手方法

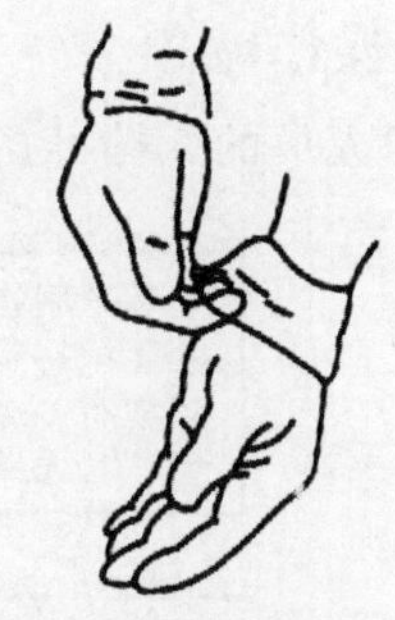

(c) 上提手套反折面方法

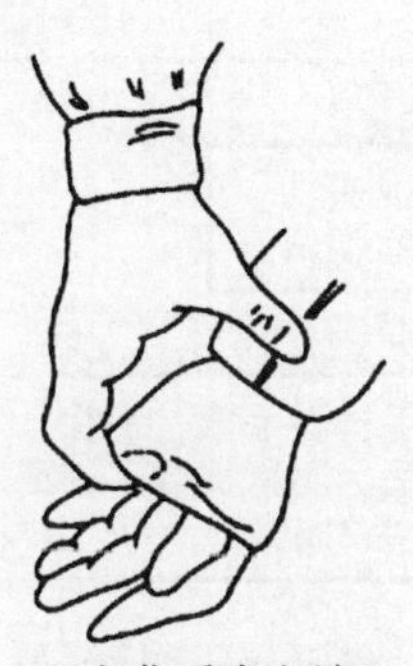

(d) 包住手术衣袖口

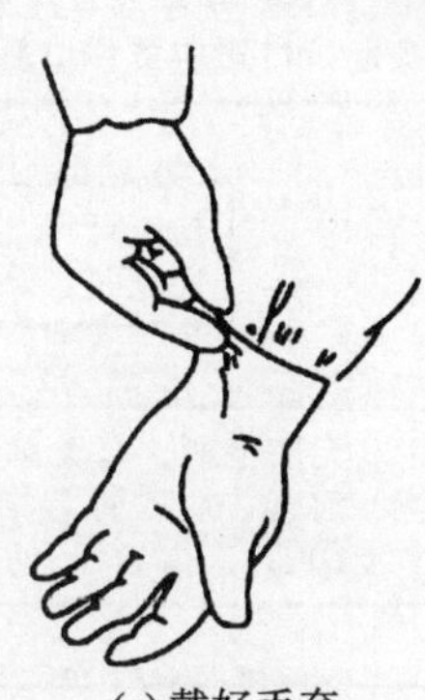

(e) 戴好手套

图 1-4-5 戴无菌手套方法

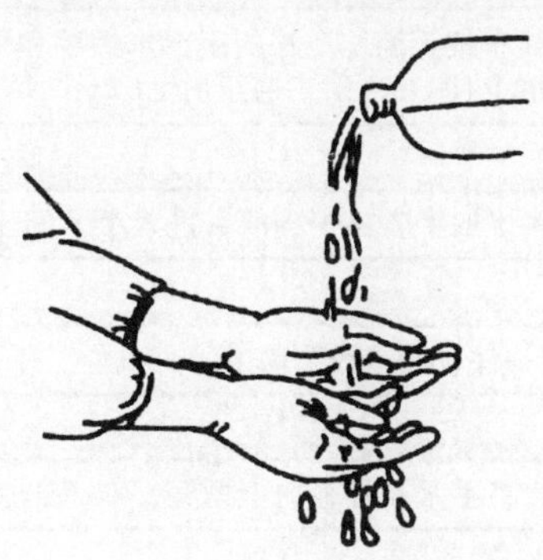

图 1-4-6 冲洗手套外面的滑石粉

注:如果戴一次性手套不需要扑滑石粉,则可由巡回护士配合撕开手套外包装,不可污染内包装及手套。

【注意事项】

(1) 正确掌握绝对无菌区范围,操作中始终坚持无菌原则。

(2) 掌握正确的刷手顺序,保证力度适当,范围与时间准确。

(3) 掌握碘伏擦手的要领。

(4) 穿手术衣应选在宽敞的场所,穿好手术衣未戴手套的手应置于胸前,勿接触手术衣。

(5) 未戴手套的手不能接触手套的外面,戴好手套的手不能接触手套的里面。

(6) 戴好手套后发现破损或触及有菌的物品,应立即更换。

二、操作流程

手术人员的无菌准备技术操作流程如图 1-4-7 所示。

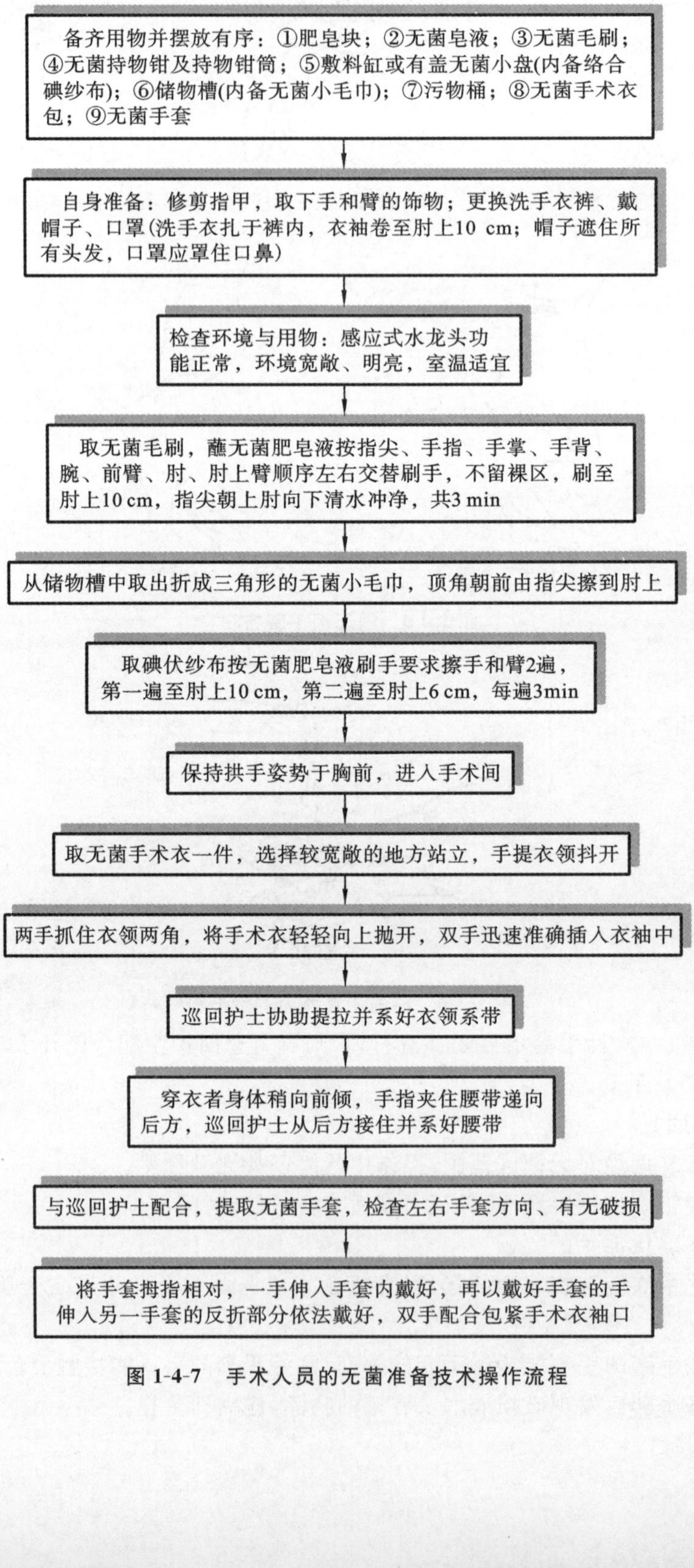

备齐用物并摆放有序：①肥皂块；②无菌皂液；③无菌毛刷；④无菌持物钳及持物钳筒；⑤敷料缸或有盖无菌小盘(内备络合碘纱布)；⑥储物槽(内备无菌小毛巾)；⑦污物桶；⑧无菌手术衣包；⑨无菌手套

↓

自身准备：修剪指甲，取下手和臂的饰物；更换洗手衣裤、戴帽子、口罩(洗手衣扎于裤内，衣袖卷至肘上10 cm；帽子遮住所有头发，口罩应罩住口鼻)

↓

检查环境与用物：感应式水龙头功能正常，环境宽敞、明亮，室温适宜

↓

取无菌毛刷，蘸无菌肥皂液按指尖、手指、手掌、手背、腕、前臂、肘、肘上臂顺序左右交替刷手，不留裸区，刷至肘上10 cm，指尖朝上肘向下清水冲净，共3 min

↓

从储物槽中取出折成三角形的无菌小毛巾，顶角朝前由指尖擦到肘上

↓

取碘伏纱布按无菌肥皂液刷手要求擦手和臂2遍，第一遍至肘上10 cm，第二遍至肘上6 cm，每遍3min

↓

保持拱手姿势于胸前，进入手术间

↓

取无菌手术衣一件，选择较宽敞的地方站立，手提衣领抖开

↓

两手抓住衣领两角，将手术衣轻轻向上抛开，双手迅速准确插入衣袖中

↓

巡回护士协助提拉并系好衣领系带

↓

穿衣者身体稍向前倾，手指夹住腰带递向后方，巡回护士从后方接住并系好腰带

↓

与巡回护士配合，提取无菌手套，检查左右手套方向、有无破损

↓

将手套拇指相对，一手伸入手套内戴好，再以戴好手套的手伸入另一手套的反折部分依法戴好，双手配合包紧手术衣袖口

图 1-4-7　手术人员的无菌准备技术操作流程

任务五　患者手术区皮肤消毒与铺单配合（以腹部手术为例）

手术区消毒可消灭拟作切口处及其周围皮肤上的微生物，消毒后铺无菌单是为了遮盖手术切口以外的部分，保证将手术区域和周围隔离，使手术周围环境成为一个较大范围的无菌区域，避免和减少手术中的污染。

一、实训方法

【实训时间】

2 学时。

【实训目标】

1. 知识目标

(1) 通过学习熟悉手术区皮肤消毒与铺单配合的步骤与要领。

(2) 熟悉手术区皮肤消毒的范围和步骤。

(3) 掌握手术区皮肤消毒与铺单配合中的注意事项。

2. 技能目标

(1) 能配合医生完成手术区皮肤消毒和铺单的过程。

(2) 能在真实或模拟的护理工作场景中分析与解决实际问题。

(3) 在项目完成过程中，能明确自身职责，具有互相协作的能力。

3. 素质目标

(1) 能积极严肃认真的对待与实施本项目。

(2) 能具备较强的无菌操作观念，了解无菌技术是手术成功的关键因素之一。

(3) 严格遵守无菌原则。

【实训方式】

(1) 将每一班分成两组，每组约 25 人。

(2) 教师介绍手术区域消毒与铺单的目的。

(3) 由教师、学生代表分别扮演巡回护士、器械护士、手术者、第一助手，共同完成手术区域消毒和铺巾的方法，其余学生观摩。

(4) 学生分组练习，教师巡回指导。

(5) 根据学生练习情况进行总结。

(6) 复习巩固：课后开放实训室，练习巩固。

【用物准备】

1. 用物准备

(1) 手术人员准备：手术室专用拖鞋、洗手衣裤、一次性帽子和口罩、洗手用物、无菌手术衣包、无菌手套包、无菌生理盐水等。

(2) 皮肤消毒液：根据需要准备下列某一种消毒液。①2.5%～3%碘酊、70%乙醇（临床现在少用）。②0.5%～1%碘伏（临床多用）。③0.1%苯扎溴铵溶液（婴儿、面

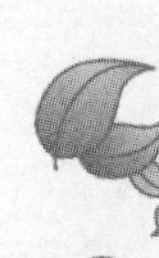

部皮肤、口腔、会阴部用)。

(3) 手术消毒铺巾用物:无菌持物钳、消毒钳(卵圆钳、海绵钳)2 把、治疗碗(内放纱布或棉球)、无菌巾 4 块、薄膜手术巾、中单 3 块、大单 2 块、剖腹单(大孔单)1 块、布巾钳 4 把(或手术切口无菌保护膜)、器械台、器械托盘。

2. 人员准备

手术人员进入手术室先在更衣室更换手术室准备的专用拖鞋、洗手衣裤,戴一次性帽子与口罩,剪指甲。内衣要小于洗手衣裤,不能外露。一次性帽子应将头发全部遮盖。一次性口罩必须盖住口鼻,鼻子不能外露。进入手术室后穿无菌手术衣、带无菌手套。患急性上呼吸道感染和皮肤感染的人员不应进入手术室。

【实训步骤】

1. 手术区域皮肤消毒

(1) 按照需要备齐用物,并摆放有序。

(2) 手术人员进入手术室先在更衣室更换手术室准备的专用拖鞋、洗手衣裤,戴一次性帽子与口罩,剪指甲,洗手,穿好无菌手术衣,戴好无菌手套。但第一助手洗手后暂不穿无菌手术衣。

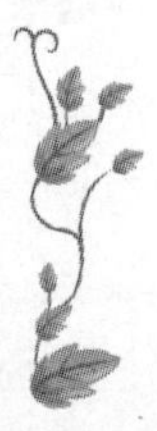

(3) 消毒手术区域:

① 首先由巡回护士打开无菌器械包的第一层外包布。

② 器械护士洗手、穿无菌手术衣、戴无菌手套后,直接打开内层包布;或巡回护士用无菌持物钳打开内层包布,使无菌单下垂器械台 30 cm 以上。

③ 第一助手在手臂消毒后,站在患者右侧(腹部手术),接过器械护士递给的卵圆钳和盛有浸过消毒剂的棉球或纱布的治疗碗,左手托持治疗碗,右手用消毒钳夹持棉球或纱布,用上臂带动前臂,腕部稍用力进行涂擦术野。消毒方式:从上至下平行涂擦或叠瓦形涂擦,从切口中心向两侧展开;或从中心向外环形旋转展开。消毒第一遍后更换消毒钳,按照同样的方法再消毒 2 遍。

④ 消毒范围:皮肤消毒范围包括手术切口周围 15 cm 的区域。如手术有延长切口的可能,则应事先扩大消毒范围。不同部位的手术备皮与消毒范围如图 1-5-1 所示。

2. 手术区铺巾

1) 铺巾方法与步骤

(1) 铺 4 块无菌巾并固定(图 1-5-2):

① 手术护士把无菌巾折边 1/4,第一、二、三块无菌巾折边向外传给第一助手,第四块折边向着自己传给第一助手。

② 第一助手接过折边无菌巾,按顺序铺在切口下方、对侧或上方,第四块铺近侧。

③ 用布巾钳钳夹固定四块无菌巾的交角处。

④ 手术护士传递薄膜手术巾,第一助手和第二助手或术者,将薄膜手术巾放于铺好的无菌巾的一侧,撕开一头防黏纸并向对侧拉开敷于手术切口部位和无菌巾的另一侧。

(2) 铺巾者再用消毒剂涂擦手臂后,穿灭菌手术衣,戴无菌手套。

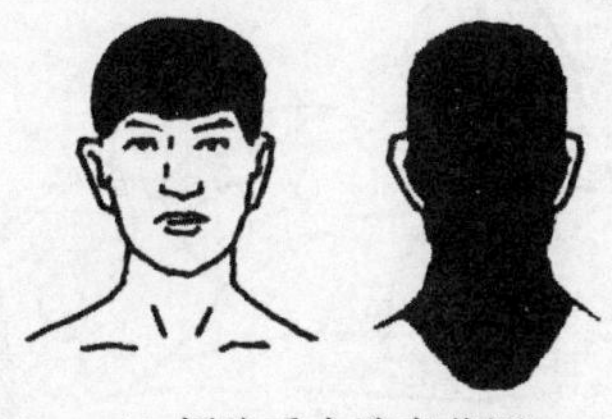

(a) 颅脑手术消毒范围

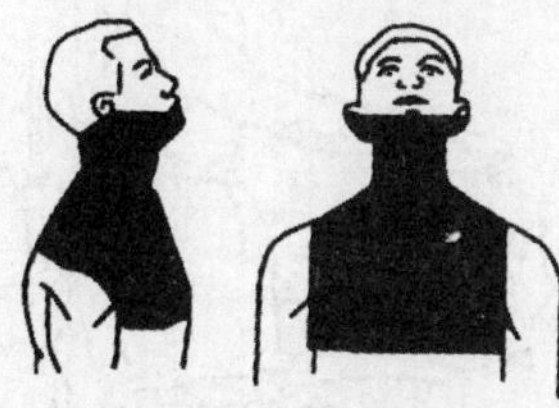

(b) 颈部手术消毒范围

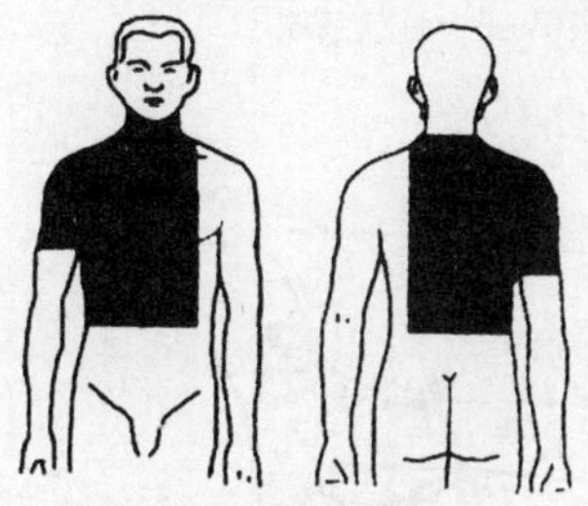

(c) 胸部手术消毒范围

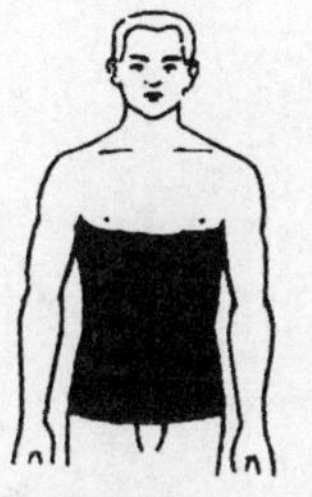

(d) 腹部手术消毒范围

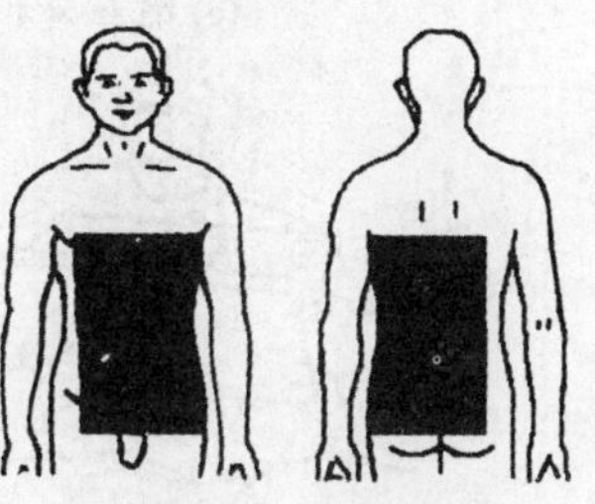

(e) 肾手术消毒范围

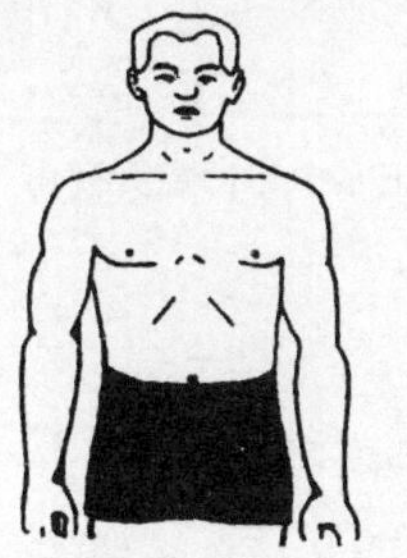

(f) 腹股沟手术消毒范围

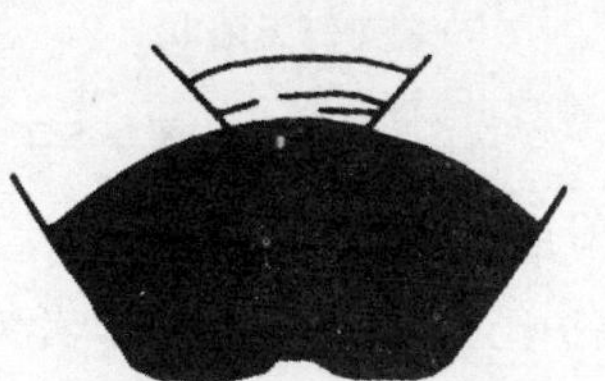

(g) 会阴部及肛门手术消毒范围

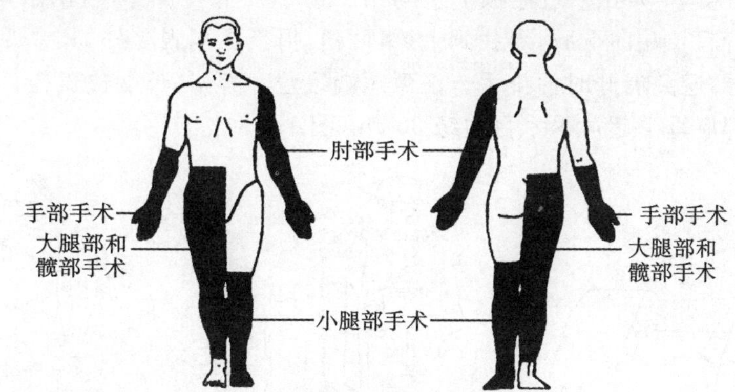

(h) 四肢手术的消毒范围

图 1-5-1　全身不同部位手术备皮与消毒范围

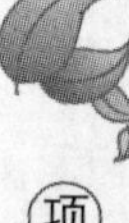

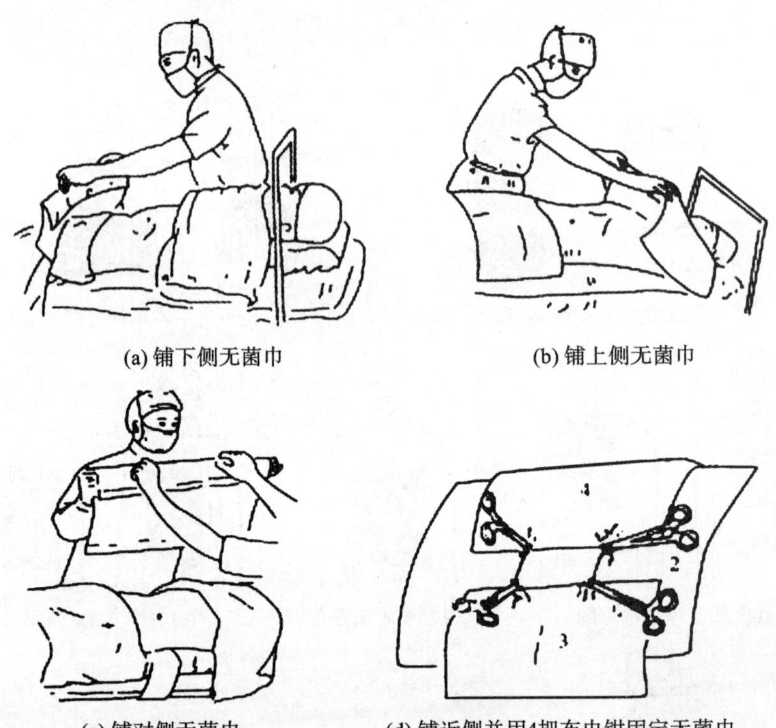

图 1-5-2　铺 4 块无菌巾并固定

（3）铺中单与大单：

① 器械护士和第二助手或术者铺两块中单于切口的上下方。

② 再铺无菌大单在切口的上下方，先铺下边一块，再铺上边一块。

（4）铺剖腹单（大孔单）：器械护士与第二助手或术者合作，将剖腹单的孔对准切口，短端向头部、长端向下肢，寻找到上、下两角，拇指在剖腹单外，其余四指卷在单内，从上向下展开，避免展开时污染手。注意短端覆盖麻醉架，长端覆盖托盘和患者足端，两侧及足端部应垂下超过手术台边缘 30 cm（图 1-5-3）。

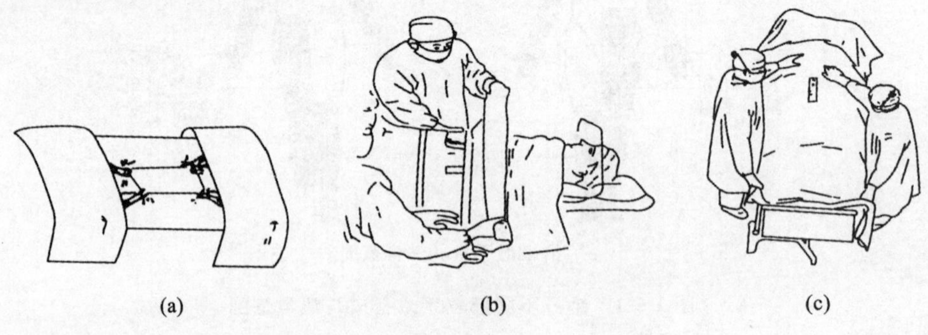

图 1-5-3　手术切口周围铺中单及剖腹单

（5）器械托盘上铺一块中单。

2）铺巾范围

头侧要铺盖过患者头部和麻醉架，下端遮盖过患者足部，两侧部位应垂过手术床边 30 cm 以下(图 1-5-4)。

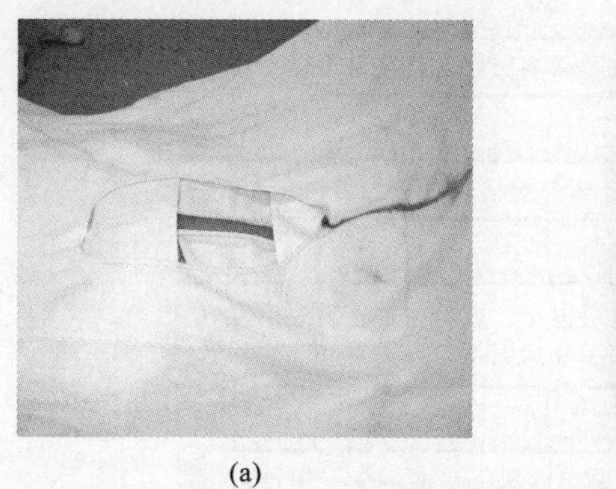
(a)

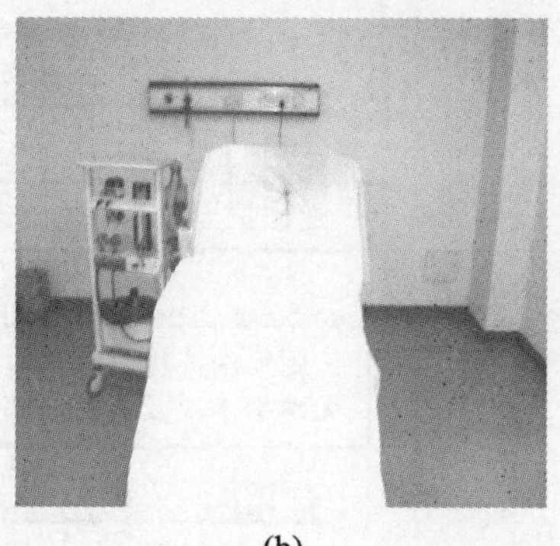
(b)

图 1-5-4　两侧及足端部垂下超过手术台边缘 30 cm

【注意事项】

1. 手术区域消毒

(1) 消毒前清洁皮肤。

(2) 消毒皮肤应由手术区中心向四周涂擦(由内向外)。如为感染伤口或肛门、会阴部手术，则应从手术区的外周向中央处涂擦(由外向内)。已经接触污染部位的消毒液纱球或纱块不能再涂擦清洁处。

(3) 腹部手术，特别是腔镜手术消毒时，要在脐窝中滴加适量消毒剂，皮肤消毒后再擦净。

(4) 每次涂擦应有 1/4～1/3 的区域重叠，消毒区内不留空白(即不能遗漏尚未消毒的区域)。

2. 手术区域铺巾

(1) 铺巾时助手未戴手套的手，不得碰撞器械护士已戴手套的手。

(2) 铺巾前，应先确定手术切口的部位，外露切口的范围不可过大，也不可太窄小。

(3) 已经铺好的手术巾不得随意移位，如果必须移动少许，只能从切口部位向外移动。

(4) 铺切口周围小手术巾时，应将其折叠 1/4，使近切口部位有两层布。铺中、大单时，手不得低于手术台平面，也不可接触未消毒的物品以免被污染。

(5) 第一助手消毒铺巾后，手、手臂应再次消毒后才能穿手术衣、戴手套继续手术。

二、操作流程

患者手术区皮肤消毒与铺单配合操作流程如图 1-5-5 所示。

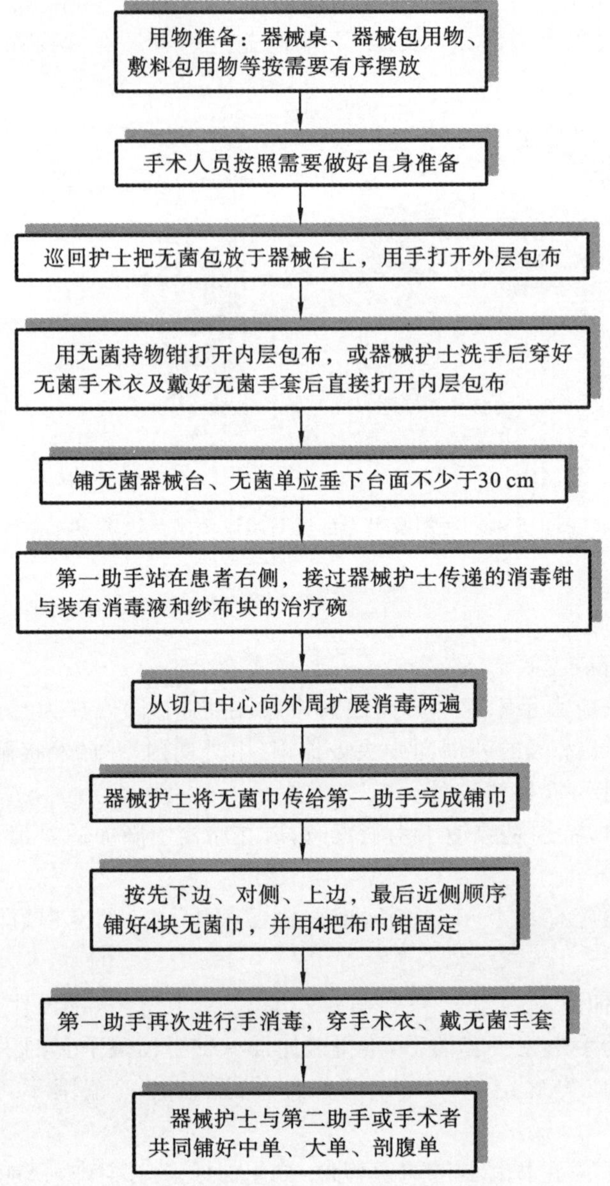

图 1-5-5　患者手术区皮肤消毒与铺单配合操作流程

任务六　无菌器械台管理与手术中的配合

（以腹部手术为例）

为手术作好器械、敷料等物品准备，在手术过程中能及时、准确地传递各种手术器械，有利于手术顺利进行，术中严格无菌操作原则，防止感染。

【实训时间】

2 学时。

【实训目标】

1. 知识目标

(1) 通过模拟一台腹部手术，使学生能熟悉无菌器械台的准备和手术的基本过程。

(2) 掌握巡回护士与器械护士的职责。

(3) 掌握手术室的相关无菌操作原则。

2. 技能目标

(1) 能独立完成手术器械台的准备。

(2) 能在真实或模拟的护理工作场景中完成手术中的配合工作。

(3) 在任务完成过程中，能明确自身职责，具有互相协作的能力。

3. 素质目标

(1) 能严肃认真地对待和积极地实施本任务。

(2) 具备较强的无菌操作观念，了解无菌技术是手术成功的关键因素之一。

(3) 严格遵守无菌原则。

【实训方式】

(1) 由两名教师分别扮演巡回护士和器械护士示教演示手术器械台的准备过程，学生观摩。

(2) 教师、学生代表分别扮演巡回护士、器械护士、手术医生助手与手术医生，共同完成模拟手术过程。其余学生观摩。

(3) 学生分组练习，教师巡回指导。

(4) 根据学生练习情况进行总结；并要求学生复习巩固。

【用物准备】

(1) 手术人员准备：巡回护士只穿手术室工作服，戴帽子、口罩；器械护士、手术医生助手与手术医生必须按照无菌要求更衣、洗手、穿无菌手术衣、戴无菌手套；备无菌生理盐水。

(2) 皮肤消毒液：0.5%～1%碘伏。

(3) 手术消毒铺巾用物：持物钳、消毒钳（卵圆钳、海绵钳）2把，治疗碗（内放纱布或棉球），治疗巾4块，中单3块，大单2块，剖腹单（大孔单）1块，布巾钳4把（或手术切口无菌保护膜），器械台，器械托盘。

(4) 无菌器械包（腹部手术常用器械）：①手术刀（22号、11号刀柄各1把，一次性刀片若干）；②手术剪（组织剪1把，线剪2把）；③手术钳（弯、直止血钳共14把，有齿组织钳4把，短持针钳2把，长持针钳2把，无齿环钳1把，布巾钳若干）；④手术镊（短有齿镊2把，短无齿镊1把）；⑤拉钩（皮肤拉钩2把，腹腔拉钩2把）；⑥吸引器头1把；⑦缝针、缝线（9×24三角针2枚，9×24圆针2枚，7×17圆针2枚，肠线、丝线若干）；⑧消毒钳2把，治疗碗3个，药杯1个，方盘1个；⑨消毒用纱布、盐水垫等若干。

(5) 记录单（手术护理记录单、手术器械敷料清点单、手术安全核查单）；笔。

(6) 手术间内用物配备齐全。

【实训步骤】

(1) 巡回护士把无菌包放在器械台上，用手打开包布外层，只接触包布的外面，由

里向外展开，保持手臂不跨越无菌区。

(2) 巡回护士用持物钳打开第二、三层包布(内层包布)，也可由器械护士洗手、穿好无菌手术衣及戴好无菌手套后，直接打开内层包布。

(3) 铺在台面上的无菌单应垂下台面不少于 30 cm，将所需物品加至器械台上，盖好无菌单。

(4) 为患者手术区域进行皮肤消毒和铺巾(以上操作详见“患者手术区皮肤消毒与铺单配合”)。

(5) 器械护士洗手后，由巡回护士掀去无菌盖单，器械护士穿好无菌手术衣及戴好无菌手套后，将器械按使用先后次序及类别整齐地排列在器械台上。

(6) 器械护士与巡回护士共同清点器械、纱布、缝针，巡回护士在手术器械敷料清点单上做好记录。

(7) 器械护士用无菌生理盐水浸湿纱布、盐水垫、缝针、缝线、刀片等，并安装好一次性刀片，穿针线备用。

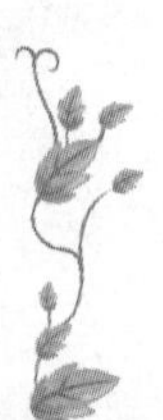

(8) 手术开始，器械护士站在手术者同侧，按需要正确传递手术器械。器械护士先传递短有齿镊以测试麻醉效果；传递浸有消毒液的纱布再次消毒切口；再传递干纱布块，以利于医生切口皮肤后止血。然后依次传递各种手术器械：手术刀(切口皮肤)→直止血钳(用于钳夹出血点止血)→丝线(结扎出血血管止血)→线剪(剪线)→皮肤拉钩(暴露手术野)→分别传递弯止血钳、组织剪、手术刀(用于分离各层组织)→根据出血程度传递弯止血钳(钳夹出血点止血)→丝线(结扎出血血管止血)→腹腔拉钩(在切口腹膜后传递，用于充分暴露腹腔)→腹腔探查时根据需要传递无菌生理盐水(冲洗腹腔)→吸引器头(吸引腹腔液体)→弯止血钳→纱布、盐水垫→根据需要传递组织剪或手术刀(切除病变组织)→传递长、短持针钳与缝针和缝线(缝合切口)。

(9) 术中及时收回使用过的器械、物品，并擦净，摆放有序，便于再次传递使用。

(10) 手术中监督和纠正手术人员的无菌操作。手套破损立即更换；肘部或上肢接触了有菌区应带袖套或更换手术衣；术中被感染病灶或肿瘤污染的器械物品应单独存放在弯盘内，不可再用；胃肠等空腔脏器切开前传递纱布垫，并及时抽吸干净，再传递消毒液纱球消毒局部，以防止污染等。

(11) 妥善保存切下的标本或组织器官，手术结束后让患者家属过目标本；需做病理检查者将标本放入注明科别、住院号、床号、姓名的容器内用甲醛或乙醇固定，防止遗失或腐败变质。

(12) 关闭体腔或切口前与巡回护士认真核对手术器械等，其数字与登记本上的数字完全相符才可关闭体腔，并由巡回护士记录。

(13) 关闭体腔或切口后再次清点手术器械等，核对数字准确无误后在登记表上签字；必须严格执行核对制度，避免造成差错事故。

(14) 手术完毕协助擦净手术区域的血迹，覆盖切口。器械交供应室进行酶洗、清洁、消毒等处理。

【注意事项】

(1) 明确无菌概念、建立无菌区域。腰部以下和肩部以上视为有菌区。

(2) 保持无菌物品的无菌状态。无菌包破损、潮湿、可疑污染时均不得使用;手术中手套破损及时更换等。

(3) 保护皮肤切口。切开和缝合皮肤前再次消毒;用无菌聚乙烯薄膜覆盖保护皮肤,防止切口被污染。

(4) 传递器械物品时要掌握下列原则:

① 传递器械应做到稳、准、轻、快,用力适度,以达到提高术者注意力为限。

② 传递器械的方式应准确,以术者接过后无需调整方向即可使用为宜。

③ 传递锐利器械时,刃口向下,防止自伤及他伤。

④ 向对侧或跨越式传递器械,禁止从医生肩后或背后传递。

⑤ 传递带线器械,应将缝线绕道手背,以免术者接钳时抓住缝线影响操作。

⑥ 传递纱布、纱垫、棉片进行填塞止血时,一定做到心中有数,应该提醒一声将纱垫带或线头留于切口外,并按时取出。

⑦ 随时清除手术野周围不用的器械,避免堆积,并防止掉到地上。

(5) 切除的任何组织、标本,均应做好标记,小心保留,急送时与巡回护士仔细交接。

二、操作流程

无菌器械台管理与手术中的配合(以腹部手术为例)操作流程见图 1-6-1。

任务七　手术基本操作技术

(打结、缝合、剪线、拆线)

打结、缝合是外科手术操作中十分重要的技术,也是最基本的操作技术,它贯穿在外科基本操作的全程。打结与缝合的质量不仅与手术时间的长短有关,也会影响整个手术质量及患者的预后,甚至危及患者的生命安全。因此,作为一名手术人员,应该熟练掌握打结和缝合的基本方法。

一、实训方法

【实训时间】

4 学时,其中打结 2 学时,缝合、剪线、拆线 2 学时。

【实训目标】

1. 知识目标

(1) 通过学习熟悉常用打结、缝合、剪线、拆线的适用范围和使用方法。

(2) 掌握常用打结、缝合、剪线、拆线的注意事项。

2. 技能目标

(1) 具有在外科手术中协助正确快速打结、缝合、剪线、拆线的能力。

(2) 能在小组学习过程中培养与人沟通合作的能力。

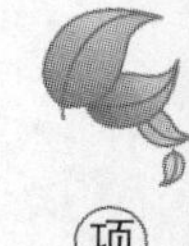

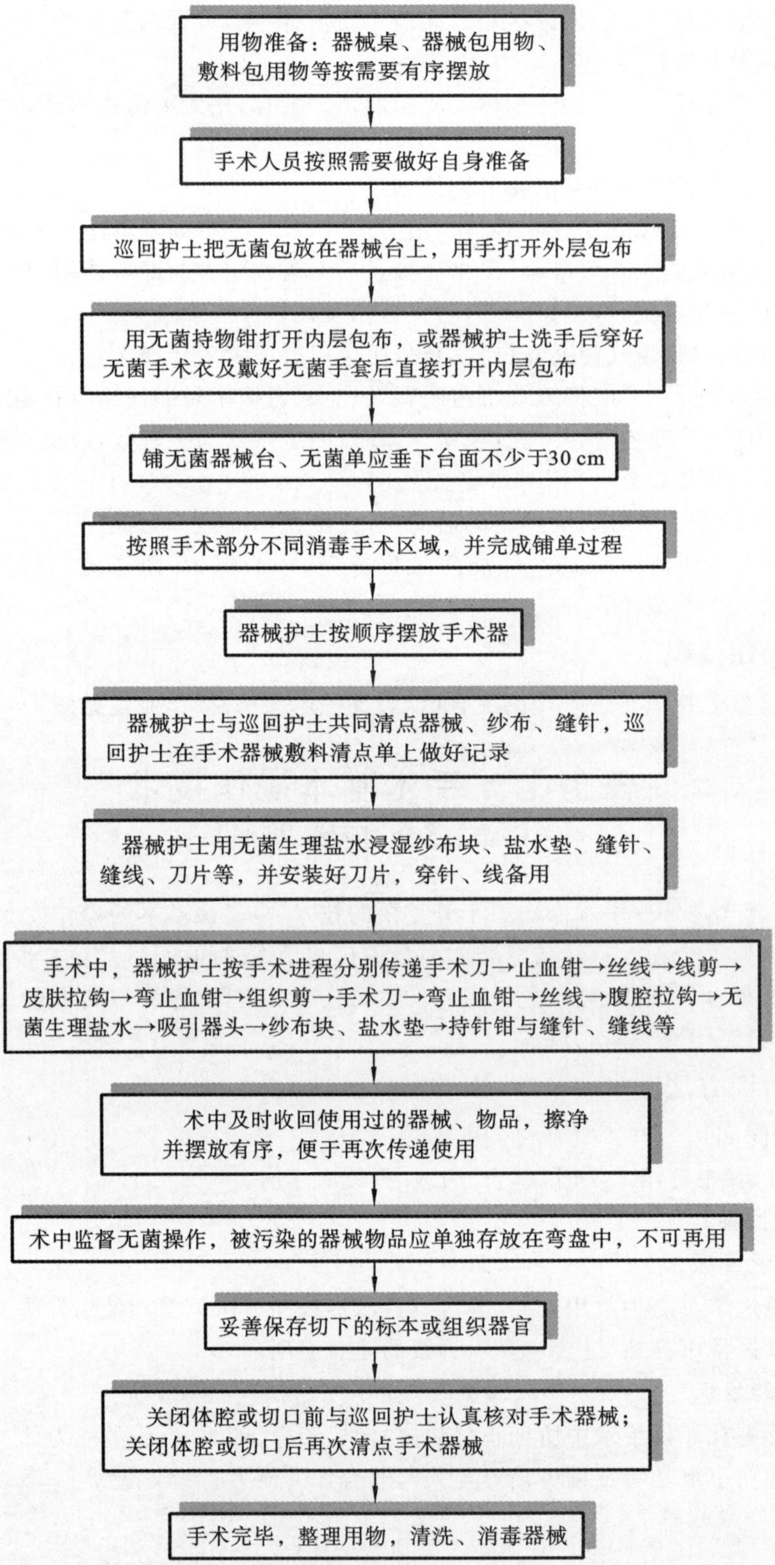

用物准备：器械桌、器械包用物、敷料包用物等按需要有序摆放

↓

手术人员按照需要做好自身准备

↓

巡回护士把无菌包放在器械台上，用手打开外层包布

↓

用无菌持物钳打开内层包布，或器械护士洗手后穿好无菌手术衣及戴好无菌手套后直接打开内层包布

↓

铺无菌器械台、无菌单应垂下台面不少于30 cm

↓

按照手术部分不同消毒手术区域，并完成铺单过程

↓

器械护士按顺序摆放手术器

↓

器械护士与巡回护士共同清点器械、纱布、缝针，巡回护士在手术器械敷料清点单上做好记录

↓

器械护士用无菌生理盐水浸湿纱布块、盐水垫、缝针、缝线、刀片等，并安装好刀片，穿针、线备用

↓

手术中，器械护士按手术进程分别传递手术刀→止血钳→丝线→线剪→皮肤拉钩→弯止血钳→组织剪→手术刀→弯止血钳→丝线→腹腔拉钩→无菌生理盐水→吸引器头→纱布块、盐水垫→持针钳与缝针、缝线等

↓

术中及时收回使用过的器械、物品，擦净并摆放有序，便于再次传递使用

↓

术中监督无菌操作，被污染的器械物品应单独存放在弯盘中，不可再用

↓

妥善保存切下的标本或组织器官

↓

关闭体腔或切口前与巡回护士认真核对手术器械；关闭体腔或切口后再次清点手术器械

↓

手术完毕，整理用物，清洗、消毒器械

图 1-6-1　无菌器械台管理与手术中的配合(以腹部手术为例)操作流程

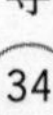

3. 素质目标

(1) 能严肃认真地对待和积极实施本项目。

(2) 具备合作能力和实际操作能力。

(3) 严格遵守无菌操作原则。

【实训方式】

(1) 教师示教打结、缝合、剪线、拆线的操作步骤与要领,学生观摩。

(2) 学生 2 人一组进行练习,教师巡回指导。

(3) 根据学生练习情况进行总结。

(4) 复习巩固:课后开放实训室,练习巩固。

【用物准备】

(1) 操作者准备:着装整洁,仪表端庄,穿工作服、戴帽子与口罩、剪指甲。

(2) 用物准备:

① 打结用物:丝线(或用两节不同颜色的线绳代替)、持针钳或血管钳、打结架固定线绳。

② 缝合用物:缝合模块(缝合手臂或自制缝合用物)、持针器、缝针、缝线、线剪、镊子、血管钳。

③ 剪线、拆线用物:有齿镊、线剪、皮肤消毒液、无菌纱布、胶布。

【实训步骤】

(一) 外科打结技术

外科打结主要用于血管结扎和创伤缝合时。打结的方法可分为单手打结法、双手打结法及器械打结法三种。

1. 结扣的分类

临床上按打结的方法不同一般将结扣分为如下几种(图 1-7-1)。

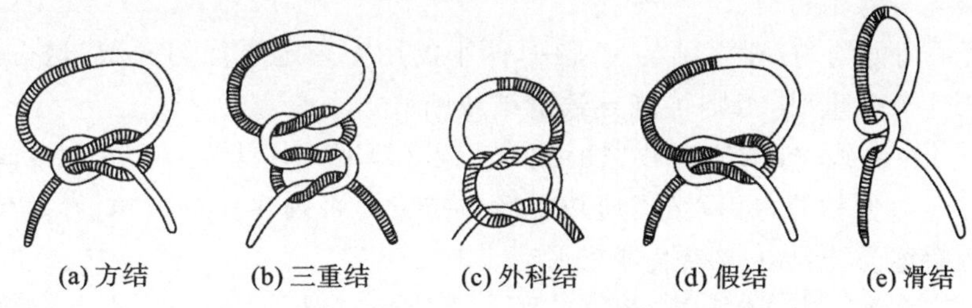

(a) 方结　(b) 三重结　(c) 外科结　(d) 假结　(e) 滑结

图 1-7-1　手术中结扣的类型

(1) 单结:外科结扣的基本组成部分,仅绕一圈,易松脱,结扎时不宜单独使用。

(2) 方结:因其结扎后极为牢固而成为外科手术中最常使用的结扣。它由两个相反方向的单结扣重叠而成,适用于较少的组织或较小的血管以及各种缝合的结扎。

(3) 三重结:在完成方结之后再重复第一个单结而成,它使结扣更加牢固。三重结适用于直径较大的动脉、张力较大组织的结扎或用于肠线和尼龙线打结。

(4) 外科结:在做第一个结时结扎线绕两次,以增加线间的接触面和摩擦力,再做第二结时不易松动或滑脱。因打此种结扣比较费时，故仅适用于结扎大血管。

(5) 假结：由同一方向的两个单结组成，结扎后易于滑脱而不宜采用。

(6) 滑结：尽管其结扣的构成类似于方结，但由于在打结拉线时用力不均，一紧一松甚至只拉紧一侧线头而用另外一侧线头打结，所以完成的结扣并非方结而是极易松脱的滑结。术中应避免出现此类结。

2. 打结方法

(1) 单手打结法：单手打结法简便迅速，是手术中最常用的打结方法，但打结过程中要避免打假结和滑结。打结时，一手持线，另一手打结，主要使用为拇指、示指、中指三指。持线、挑线、勾线等动作若运用手指末节近指端处，才可做到迅速有效。拉线做结时要注意线的方向。如用右手打结，右手所持的线要短些。此法适用于多种部位的结扎(图 1-7-2)。

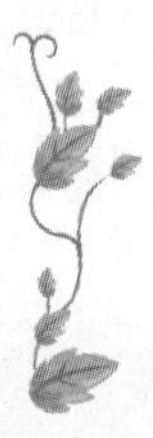

(2) 双手打结法：较单手打结法更为可靠，不易滑结，双手打结的动作比单手打结复杂。双手打结法对深部或组织张力较大的缝合结扎较为可靠、方便，除用于一般结扎外，主要适用于深部组织的结扎和缝扎(图 1-7-3)。

(3) 器械打结法：又称持钳打结法。用血管钳或持针器打结，简单易学，适用于深部、狭小手术野的结扎或缝线过短用手打结有困难时。优点是可节省缝线，节约穿线时间及不妨碍视线。缺点是，当有张力缝合时，第一结易松滑，需助手辅助才能扎紧。防止松滑的办法是改变结的方向或者助手给予辅助(图 1-7-4)。

3. 注意事项

(1) 两结方向相反：无论用何种方法打结，第一结和第二结的方向不能相同，如果做结的方向错误，即使是很正确的方结也同样可能变成滑结，或者割线时导致线折断。相同方向的单结也易形成假结。要打成一方结，两道打结方向就必须相反。打第一结时缝线处于平行状态，结扎后双手交叉按相反方向拉紧缝线，打第二结时则双手不交叉；若打第一结时在结扎前缝线已处于交叉状态，则结扎后双手不交叉，拉紧缝线，在打第二结结扎时双手再交叉。

(2) 两手用力均匀：在打结的过程中，两手的用力一定要均匀一致，这一点对结的质量及安全性至关重要，否则可能导致滑结或断线。

(3) 三点在一线：打结线后收紧时要求三点(即两手用力点与结扎点)成一直线，两手的反方向力量相等，每一结均应放平后再拉紧。否则容易成锐角，容易被折断，成角向上提拉时容易使结扎点撕裂或松脱。

(4) 两手距离适当：结扎时，两手的距离不宜离线结处太远，特别是深部打结时，最好用一手指按线结近处，徐徐拉紧，用力缓慢、均匀。用力过猛或突然用力，均易将线扯断或未扎紧而滑脱。

(5) 第一结不可松弛：打第二结扣时，注意第一结扣不要松弛，必要时可用一把止血钳压住第一结扣处，待收紧第二结扣时，再移去止血钳，或第一结扣打完后，双手稍带力牵引结扎线，不松开也可。

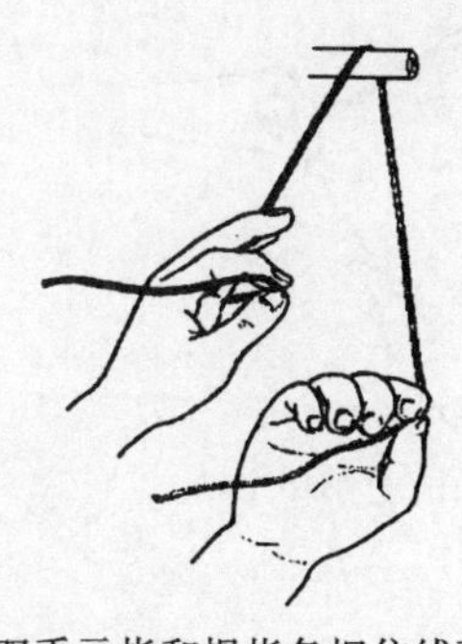

(a) 双手示指和拇指各捏住线两端

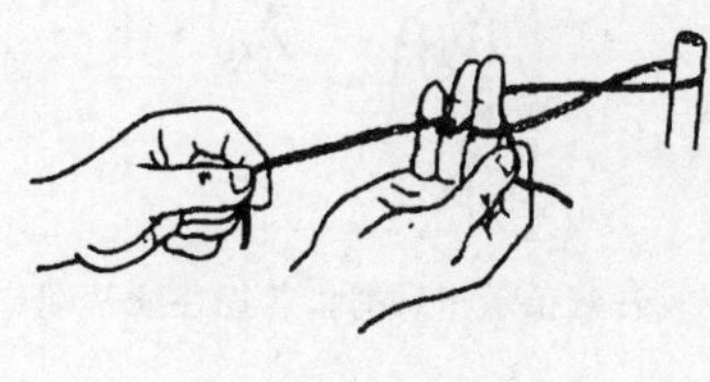

(b) 中指勾线

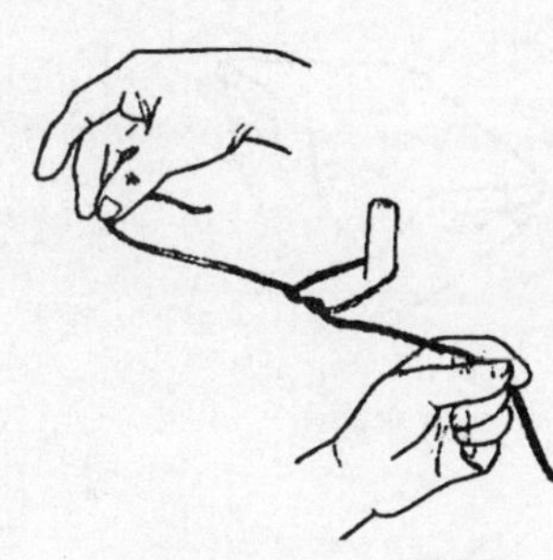

(c) 两手平拉线

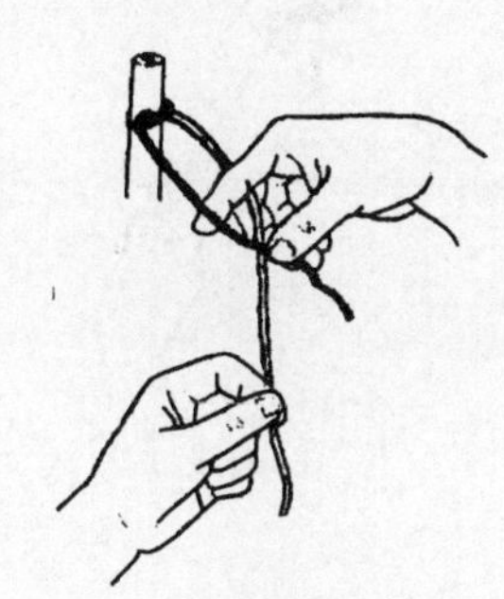

(d) 示指打结

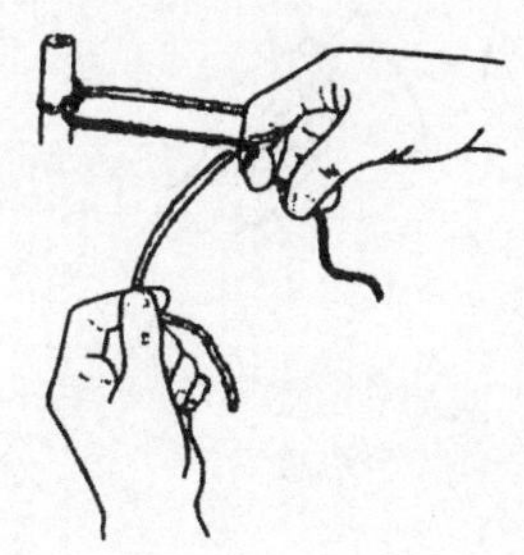

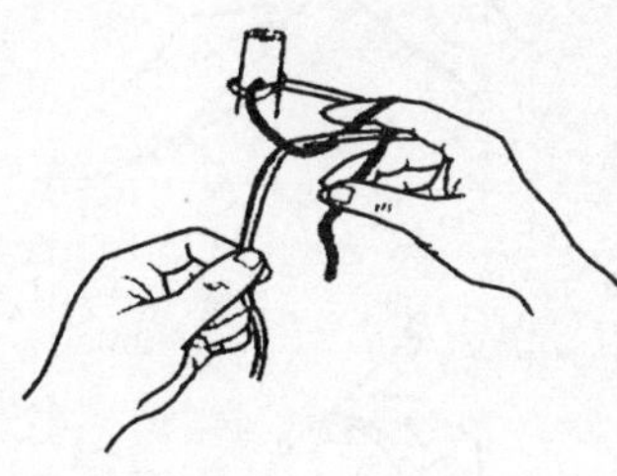

(e) 示指勾线

(f) 两手平拉线

图 1-7-2 单手打结法

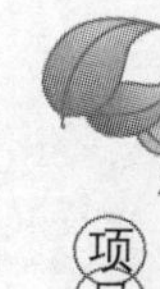

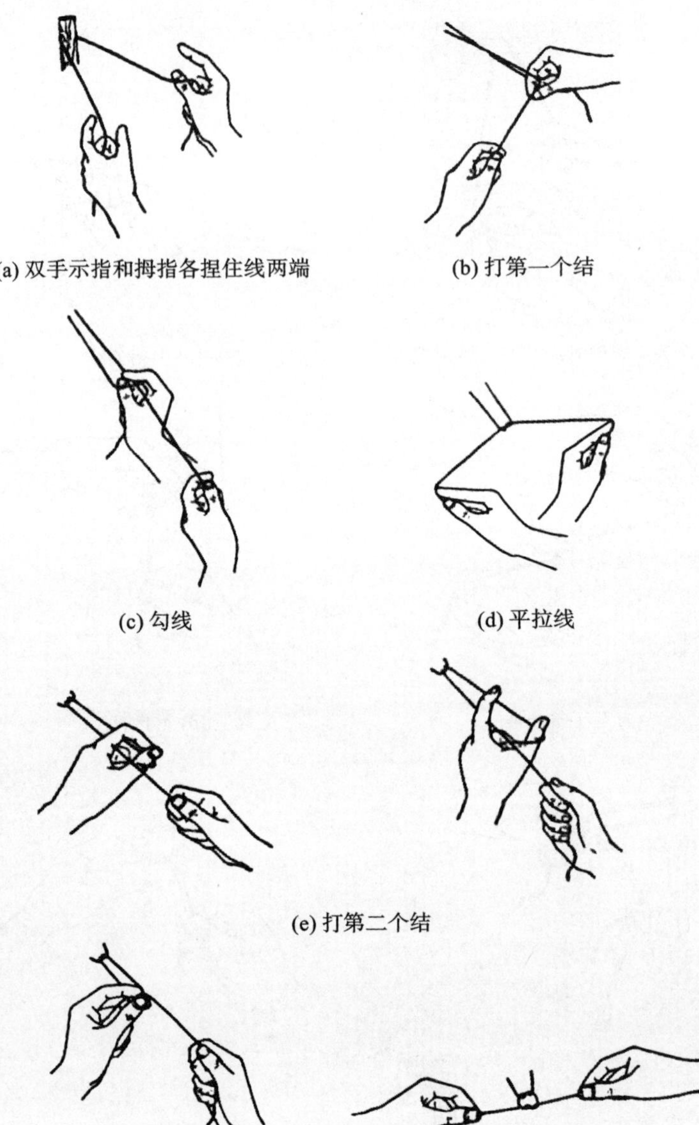

(a) 双手示指和拇指各捏住线两端　(b) 打第一个结

(c) 勾线　(d) 平拉线

(e) 打第二个结

(f) 勾线　(g) 平拉线

图 1-7-3　双手打结法

(6) 直视下进行：打结应在直视下进行，以便根据具体的结扎部位及所结扎的组织掌握结扎的松紧度，又可以使术者或其他手术人员了解打结及结扎的确切情况。即使对某些较深部位的结扎，也应尽量暴露于直视下操作。但有时深部打结看不清，就要凭手的感觉打结，但这需要相当良好的功底。

(7) 根据打结处的深度和结扎对象选择一段适当长短和粗细的结扎线，打结前用无菌生理盐水浸湿可增加线的韧性和摩擦力，既易拉紧又不易折断。

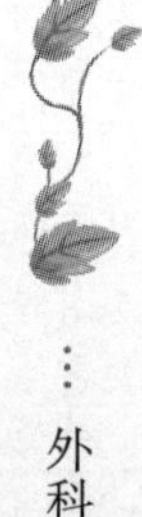

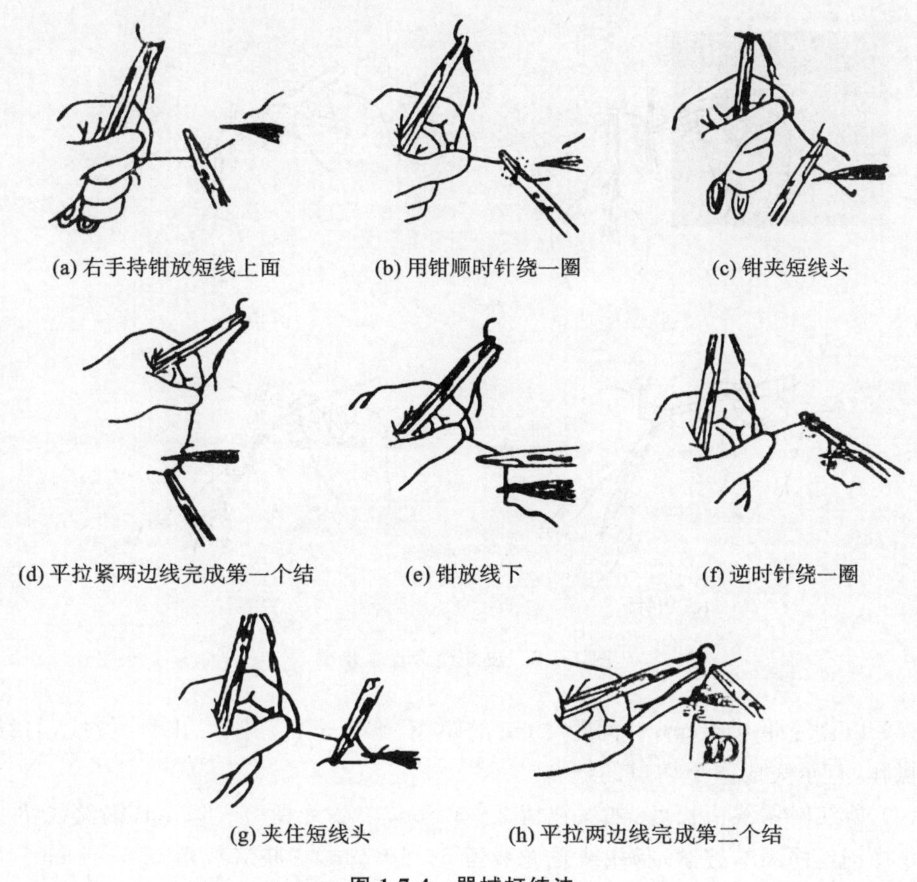

(a) 右手持钳放短线上面　(b) 用钳顺时针绕一圈　(c) 钳夹短线头

(d) 平拉紧两边线完成第一个结　(e) 钳放线下　(f) 逆时针绕一圈

(g) 夹住短线头　(h) 平拉两边线完成第二个结

图 1-7-4　器械打结法

（二）几种基本缝合技术

缝合是将已经切开或外伤断裂的组织、器官进行对合或重建其通道，恢复其功能。缝合是保证良好愈合的基本条件，也是重要的外科手术基本操作技术之一。不同部位的组织器官需采用不同的方式、方法进行缝合。缝合可以用持针钳进行，也可以徒手直接拿直针进行；此外，还可用皮肤钉合器、消化道吻合器、闭合器等。

1. 缝合的基本步骤（以皮肤间断缝合为例）（图 1-7-5）

（1）穿线：用持针器夹在缝针的后 1/3 处，穿好缝线。

（2）进针：缝合时左手执有齿镊，提起皮肤边缘，右手执持针钳，用腕臂力由外旋进，顺针的弧度刺入皮肤，经皮下从对侧切口皮缘穿出。

（3）拔针：可用有齿镊夹住针前端顺针的弧度外拔，同时持针器从针后部顺势前推。

（4）出针、夹针：当针要完全拔出时，阻力已很小，可松开持针器，单用有齿镊夹针继续外拔，持针器迅速转位再夹针体（后 1/3 弧处），将针完全拔出，打结后剪线，完成缝合步骤。

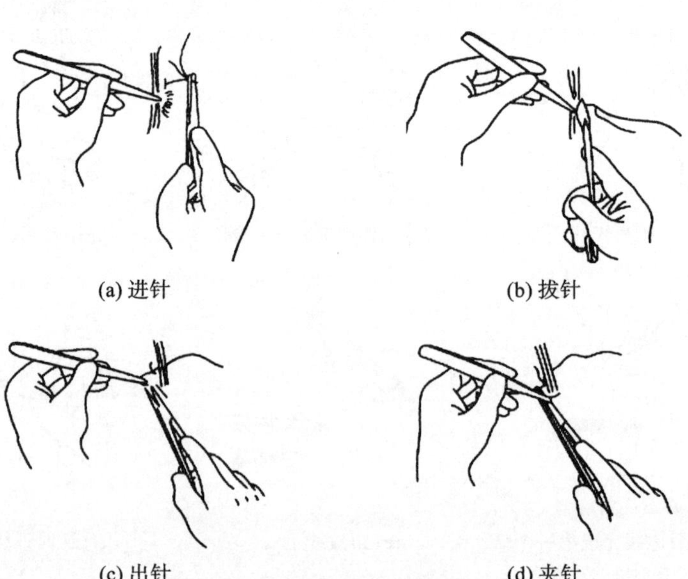

图 1-7-5　皮肤缝合基本步骤

(5) 以创缘距 0.5 cm，针间距 1 cm 的距离，继续进针、拔针、出针、拉线，打结、剪线等操作，直至完成整个切口的缝合。

(6) 剪线时留线头长度：如丝线留 2～3 mm，羊肠线留 3～5 mm，钢丝线留 5～6 mm 并将钢丝两断端拧紧，肠线或尼龙线留 5～10 mm，皮肤缝线留 0.5～1 cm。线头过短的线结易于滑脱，而线头过长就会导致组织对线头发生异物反应。

2. 常见缝合方法

(1) 单纯缝合法：使切口创缘的两侧直接对合的一类缝合方法，如皮肤缝合。

① 单纯间断缝合法：操作简单，应用最多，每缝一针单独打结（图 1-7-6），多用在皮肤、皮下组织、肌肉、腱膜的缝合，尤其适用于有感染的创口缝合。

② 单纯连续缝合法：在第一针缝合后打结，继而用该缝线缝合整个创口，结束前的一针，将重线尾拉处留在对侧，形成双线与重线尾打结（图 1-7-7）。

(2) 连续锁边缝合法：操作省时，止血效果好，缝合过程中每次将线交错（图 1-7-8），多用于胃肠道断端的关闭，皮肤移植时的缝合。

(3) "8"字形缝合法：由两个间断缝合组成，缝扎牢固省时，如筋膜的缝合。分内"8"字形和外"8"字形缝合两种（图 1-7-9）。

3. 缝合注意事项

(1) 分层进行缝合，对合良好。缝合创面和伤口时要保证良好的对合，缝合应分层次进行。使组织层次严密，不可卷入或缝入其他组织，皮肤两侧对齐，不留残腔。防止积液、积血、感染。

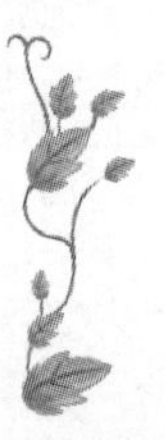

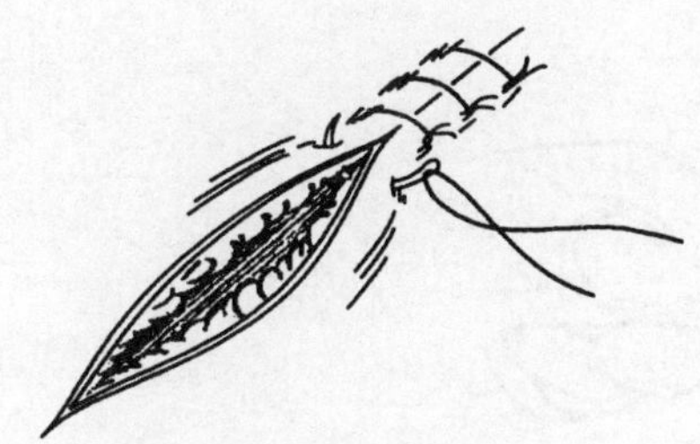

图 1-7-6 单纯间断缝合法

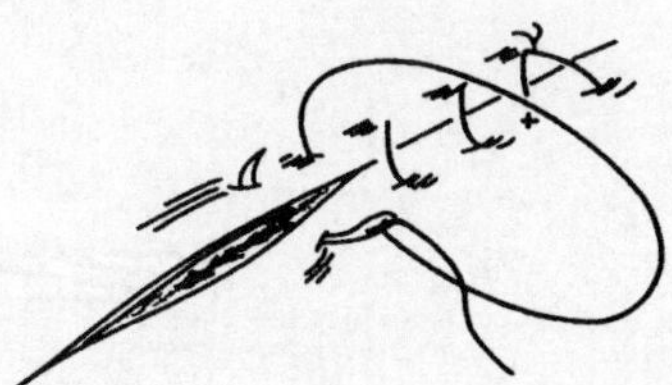

图 1-7-7 单纯连续缝合法

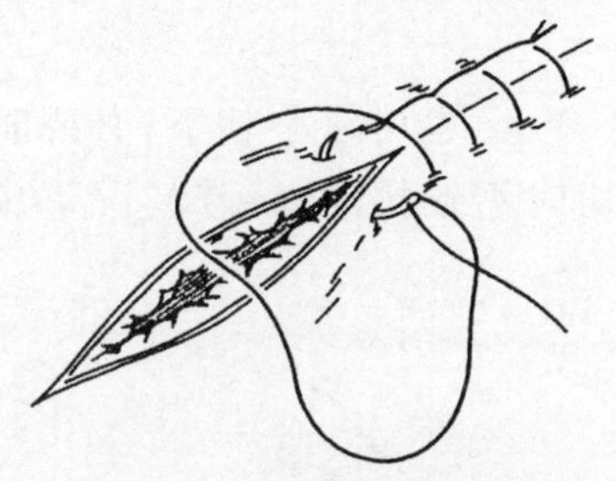

图 1-7-8 连续锁边缝合法

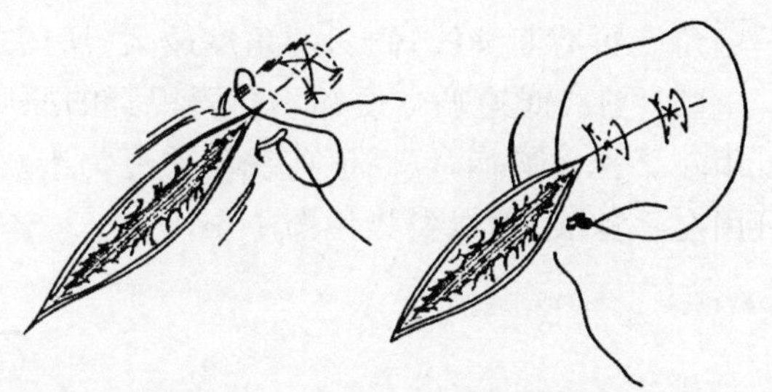

图 1-7-9 两种“8”字形缝合法

(2) 缝合创缘距与针间距一致，一般保持缝合皮肤创缘距 0.5 cm，针间距 1 cm 的距离。

(3) 注意缝合处的张力：结扎缝合的松紧度应以切口边缘紧密相接为准，不宜过紧。

(三) 外科剪线技术

手术中凡结扎后均需要剪线，助手必须掌握正确的剪线方法，以便保证手术顺利进行。缝合的切口一旦愈合，则需要拆线，以撤除异物并保证切口更完美地愈合。

1. 剪线方法

(1) 提线方法：完成打结后，将双线合拢提起偏向一侧，以免妨碍剪线者的视线。

(2) 剪线方法：剪线者用“靠、滑、斜、剪”4 个动作剪线，先手心朝下，微张开剪尖，以一侧剪刀紧靠提起的线，向下滑至线结处，再将剪刀倾斜将线剪断，倾斜的角度取决于需要留下线头的长短。

2. 留线头长度

(1) 体内线头长度：一般情况下，丝线留 1～2 mm，尼龙线、羊肠线留 3～4 mm，不锈钢丝留 5～6 mm，并将钢丝两断端拧紧。

(2) 体外线头长度：皮肤缝线的线头可留 0.5～1 cm，便于拆线。

3. 剪线注意事项

(1) 线头长短要合适，过短容易使线结滑脱，过长则残留异物过多。在不引起线结松脱的情况下，线头越短越好。

(2) 正确掌握手术剪的握持方法(图 1-7-10)。

(3) 剪线、解剖、剪切组织时，均利用剪刀头部进行，不要张口过大或用刀刃后端剪割，既操作不便，又易损伤邻近组织。

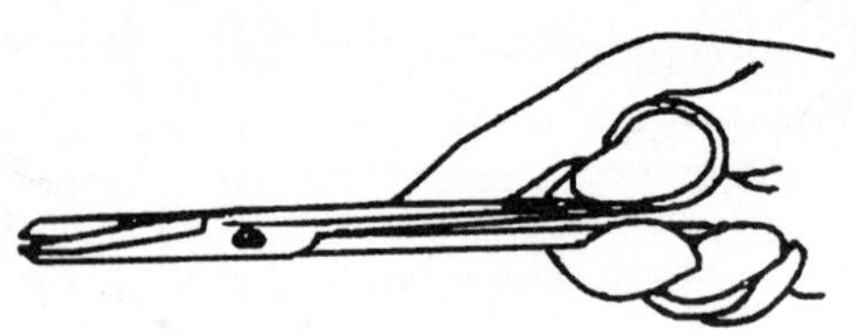

图 1-7-10　手术剪握持方法

(4) 剪线时张开剪刀头沿缝线下移到线结处，并根据需留线头的长度将剪刀倾斜一定角度再剪断缝线；倾斜的角度越大，所留的线头越长。

(5) 剪线时遵循方便和不妨碍视野的原则，最好掌心朝上，也可掌心朝下；必要时可用左手托住剪柄，以保证剪线动作更为准确和右手剪切时不致抖动；特殊情况下也可用左手剪线；剪线姿势见图 1-7-11。

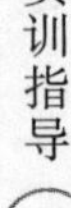

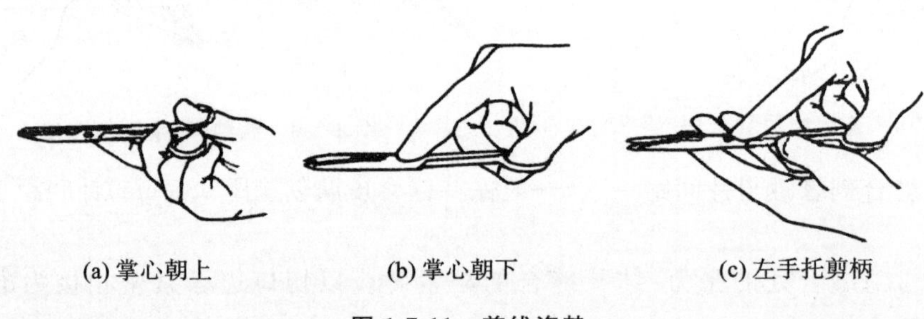

(a) 掌心朝上　(b) 掌心朝下　(c) 左手托剪柄

图 1-7-11　剪线姿势

(四) 外科拆线技术

只有皮肤缝线需要拆除，所以外科拆线是指在缝合的皮肤切口愈合以后或手术切口发生某些并发症时(如切口化脓性感染、皮下血肿压迫重要器官等)拆除缝线的操作过程。

1. 拆线适应证和禁忌证

(1) 无菌手术切口，局部及全身无异常表现，已到拆线时间，切口愈合良好者。

(2) 伤口术后有红、肿、热、痛等明显感染者，应提前拆线。

(3) 手术切口未到拆线时间或已到拆线时间，但愈合不良者禁忌拆线。

2. 拆线操作步骤

(1) 自身准备：穿工作服，戴好帽子、口罩，修剪指甲，六步洗手法洗手。

(2) 消毒皮肤：用 0.5%～1%碘伏等消毒皮肤。

(3) 左手持镊子将线结轻轻提取，右手将微微张开的线剪插入线结与皮肤之间的间隙，平贴针眼处的皮肤将线剪断，然后快速轻巧地将缝线朝剪断侧顺缝针时的弧形方向拉出(图 1-7-12)。

(4) 拆完全部缝线后，用 0.5%～1%碘伏再消毒一次，覆盖无菌纱布，用胶布固定。

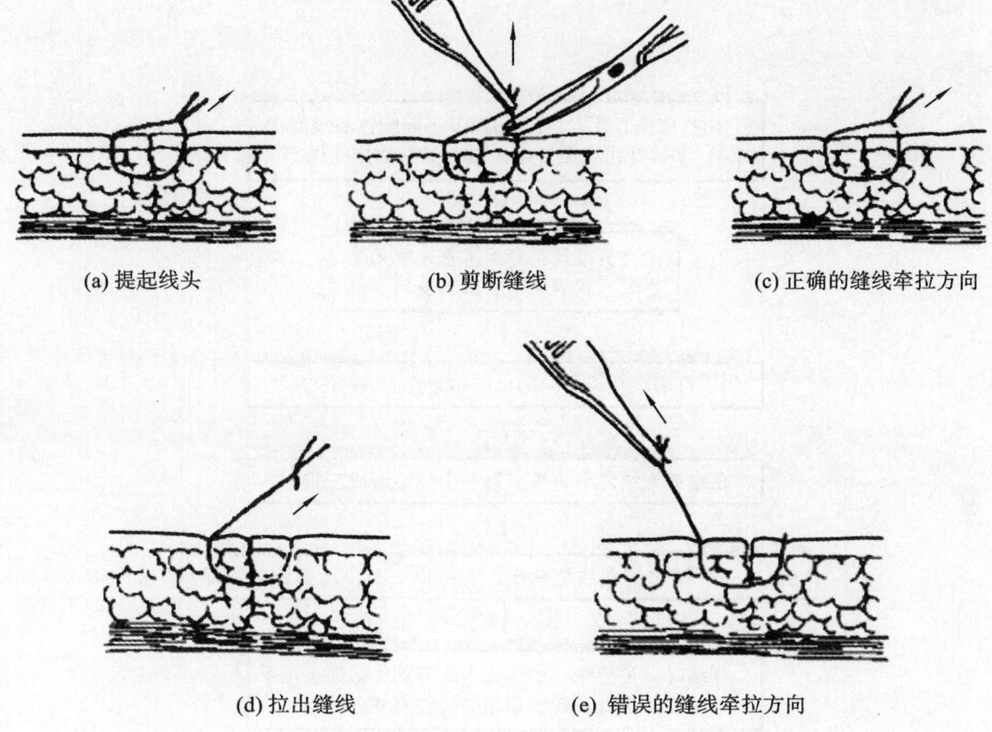

图 1-7-12 拆线方法

3. 注意事项

（1）掌握合适的拆线时间：头部、面部、颈部伤口，4～5 天；下腹部、会阴部伤口，5～6 天；胸部、上腹部、背部、臀部的伤口，7～9 天；四肢伤口，10～12 天；减张伤口，14 天拆线。

（2）掌握剪线的正确位置：拆线时的剪线部位不应在缝合线的中间或线结的对侧，而应在缝合线靠近皮肤处，否则拉出线头时势必将暴露在皮肤外，已被污染的部分缝合线拉过皮下，将增加局部感染的机会。

（3）拆线时最好用剪尖剪断缝合线，可避免过分牵引缝合线而导致局部疼痛和移动缝线致局部感染。

（4）拆线后 1～2 天应观察伤口情况，注意有无伤口裂开。

二、操作流程

（1）外科打结操作流程见图 1-7-13。

（2）外科缝合操作流程见图 1-7-14。

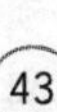

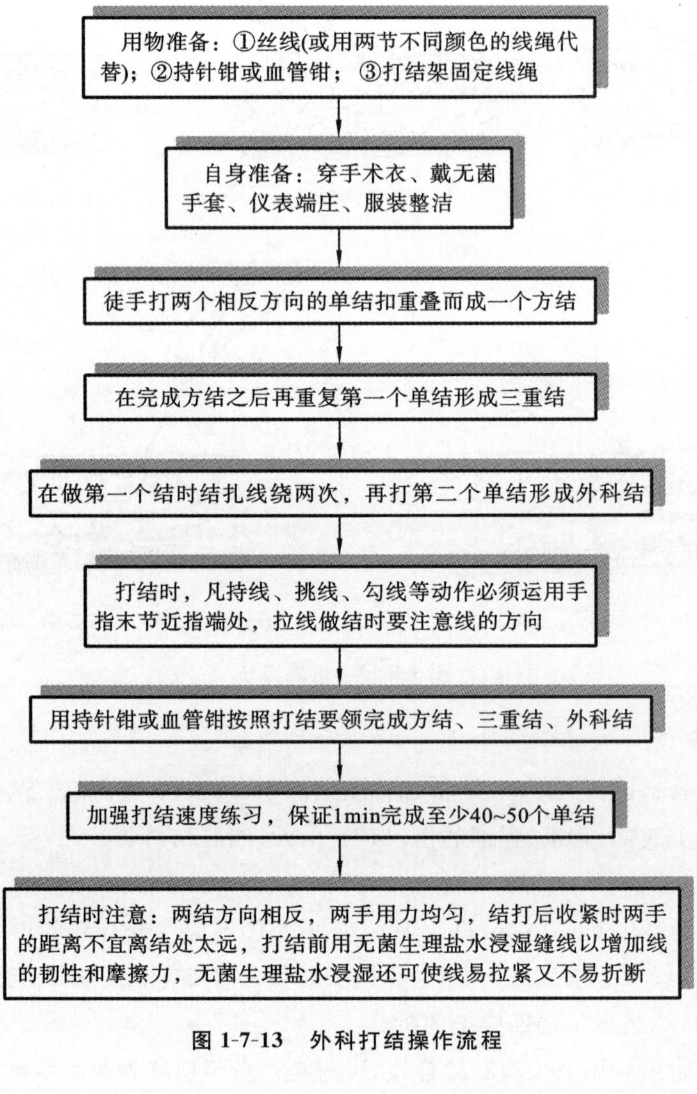

用物准备：①丝线(或用两节不同颜色的线绳代替)；②持针钳或血管钳；③打结架固定线绳

↓

自身准备：穿手术衣、戴无菌手套、仪表端庄、服装整洁

↓

徒手打两个相反方向的单结扣重叠而成一个方结

↓

在完成方结之后再重复第一个单结形成三重结

↓

在做第一个结时结扎线绕两次，再打第二个单结形成外科结

↓

打结时，凡持线、挑线、勾线等动作必须运用手指末节近指端处，拉线做结时要注意线的方向

↓

用持针钳或血管钳按照打结要领完成方结、三重结、外科结

↓

加强打结速度练习，保证1min完成至少40~50个单结

↓

打结时注意：两结方向相反，两手用力均匀，结打后收紧时两手的距离不宜离结处太远，打结前用无菌生理盐水浸湿缝线以增加线的韧性和摩擦力，无菌生理盐水浸湿还可使线易拉紧又不易折断

图 1-7-13　外科打结操作流程

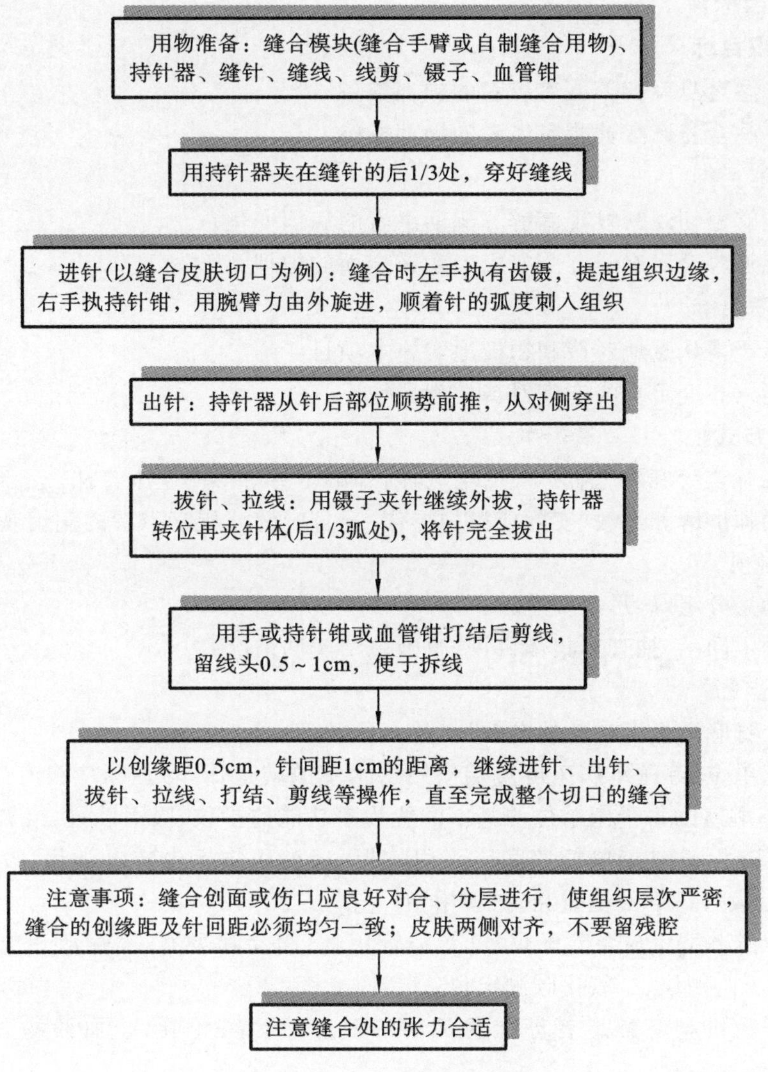

图 1-7-14　外科缝合操作流程

任务八　全身麻醉苏醒室患者的护理

麻醉药经呼吸道吸入、静脉或肌内注射进入体内，产生中枢神经系统的抑制，患者神志消失、全身痛觉丧失、反射抑制和骨骼肌松弛，称为全身麻醉。这种抑制是完全可逆的，当药物被代谢或从体内排出后，患者的神志及各种反射逐渐恢复。现在全身麻醉已广泛用于临床，而苏醒期的观察与护理是保证患者的安全、加快患者的周转、平稳地度过麻醉苏醒期及早康复的保证的重要条件。

一、实训方法

【实训时间】

2 学时。

【实训目标】

1. 知识目标

(1) 熟悉全身麻醉苏醒室患者的护理准备。

(2) 熟悉全身麻醉苏醒室患者的护理措施。

2. 技能目标

(1) 能够密切观察发现麻醉苏醒期患者的病情变化。

(2) 能够对全身麻醉苏醒室患者实施全面的护理。

3. 素质目标

(1) 能严肃认真地对待和积极地实施本项目。

(2) 能以高度负责的态度对待护理操作。

【实训方式】

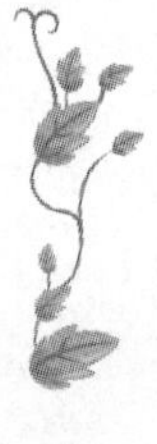

(1) 观看全身麻醉患者护理的电教片,了解全身麻醉的基本方法。

(2) 教师讲解和示教(实际或模拟操作)全身麻醉苏醒室患者的病情观察、操作过程及注意事项。

(3) 学生分组练习,教师巡教。

(4) 学生回示(抽查),集体讲评,教师总结实训情况。

【用物准备】

(1) 全身麻醉患者护理的电教片。

(2) 床单位(苏醒室病床可直接使用手术室的转运床,转运床应设有床栏和约束带):麻醉苏醒室的每个床单位的基本配置为多功能监护仪、吸引装置、给氧装置、输液装置、负压装置、多功能电插座和床头用物柜,床头用物柜内装电极片、吸痰管、氧气管、约束带、吸痰盘等常规监测、护理用物。

(3) 麻醉苏醒室应备除颤仪、气管插管用物、简易呼吸器、气管切开包、肌松监测仪、有创血压监测仪、二氧化碳测定仪。

(4) 呼吸机和麻醉患者苏醒期常用的镇静、镇痛、止吐、止血药物和常见抢救用药。

【实训步骤】

(1) 患者一入苏醒室,就给予氧气吸入,并连接多功能监护仪,安排合适的体位,必要时加用约束带。将输液装置、各种引流管、负压装置妥善安放,维持静脉输液、输血通畅,保证输血、输液的顺利进行。留置导尿应加固导管,及时清除袋中尿液并记录尿量。

(2) 维持呼吸道通畅:全身麻醉后患者取侧卧位或去枕平卧位,头偏向一侧,有呕吐物及时吸出。全身麻醉患者苏醒前颌关节、肌肉松弛,舌根易后坠,堵塞咽喉气道,出现鼾声时,可托起下颌或应用鼻咽通气导管。出现尖锐的喉鸣声提示发生喉痉挛,应及时抢救,去除诱因,充分加压给氧,必要时可重新插管。

(3) 维持循环系统稳定:严密监测血压、脉搏、血氧饱和度的变化,5~10 min 监测一次,密切观察患者的面色及引流物的色、质、量,及时发现异常体征。应及时遵医嘱补充血容量、适当应用血管活性药,并且应区别麻醉剂的影响与手术后出血情况,以便采取措施排除险情。

(4) 维持正常体温，保暖：由于在麻醉过程中体温调节中枢受到抑制、手术室室温过低、手术切口大面积暴露、补充大量液体等可引起体温过低、患者发生寒战，应注意保暖。

(5) 防止意外损伤：使用麻醉剂后患者在麻醉恢复过程中往往出现明显的兴奋期、意识模糊，出现躁动、幻觉，相应地带来许多安全隐患。此时必须有专人守护，做好安全防护工作，防止自行拔除各种导管而造成伤口裂开、出血、窒息等意外伤害。

【注意事项】

(1) 全身麻醉患者回到苏醒室后，护士应向麻醉医师了解术中的情况。

(2) 患者至苏醒室前各类抢救物品呈备用状态。

(3) 患者苏醒前必须有专人守护。

(4) 每 5～10 min 监测血压、脉搏、呼吸及血氧饱和度的变化一次。

(5) 可按医嘱给予镇静止痛剂，防止意外损伤。

二、操作流程

全身麻醉苏醒室患者的护理操作流程见图 1-8-1。

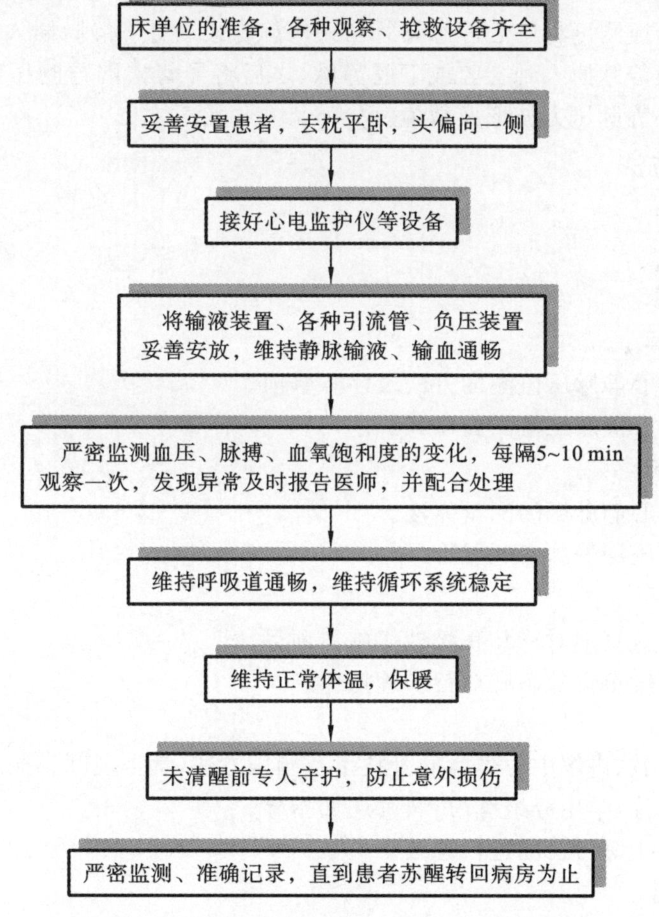

图 1-8-1　全身麻醉苏醒室患者的护理操作流程

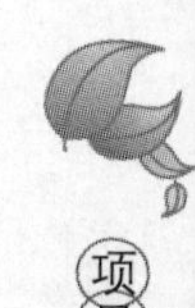

项目二 外科危重症患者的监测与抢救技术

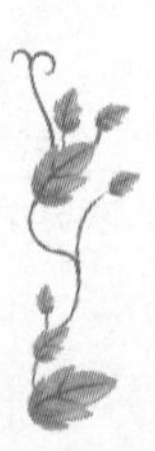

任务一 中心静脉压的监测技术

中心静脉压(CVP)是指右心房或胸腔段腔静脉的压力,是反映右心前负荷的指标。中心静脉压监测可将中心静脉导管由颈内静脉或锁骨下静脉插入上腔静脉,也可经肘部静脉或股静脉插入到上腔或下腔静脉,之后将导管末端与测压装置相连,从而获得连续的中心静脉压力波形及数值。

一、实训方法

【实训时间】

1 学时。

【实训目标】

1. 知识目标

(1) 熟悉中心静脉压监测的方法及注意事项。

(2) 理解中心静脉压监测的意义。

2. 技能目标

(1) 学会中心静脉压的测量方法。

(2) 能够实施深静脉穿刺置管。

3. 素质目标

(1) 能严肃认真地对待和积极地实施本项目。

(2) 能以高度负责的态度对待护理操作。

【实训方式】

(1) 教师示教、讲解中心静脉插管技术及测压方法,学生观摩。

(2) 观看录像,学生分组练习,教师巡回指导。

(3) 根据学生练习情况进行总结。

【用物准备】

① 中心静脉穿刺或切开包;②透明贴膜;③输液器 1 副;④中心静脉压测定装置(包括带刻度的玻璃测压管、Y 形管或三通开关);⑤深静脉导管(硅胶管或塑料管,内

径 2 mm 为宜)；⑥1%～2%普鲁卡因 2 支；⑦5 mL 注射器 1 副；⑧无菌手套 1 副；⑨生理盐水 1 瓶；⑩其他：13～14 号粗针头、治疗巾、直尺 1 把、输液架 1 台等。

【实训步骤】

(1) 备齐用物，携至患者床旁，将输液瓶和测压管固定于输液架上。

(2) 向患者解释测量的目的与操作过程。

(3) 协助患者取仰卧位并暴露穿刺、插管部位，常用部位有颈内静脉、锁骨下静脉和股静脉，常规消毒皮肤、铺治疗巾。

(4) 打开中心静脉穿刺或切开包，术者戴无菌手套，在局部麻醉下行静脉切开或静脉穿刺法插入导管，若经锁骨下静脉穿刺，则穿刺侧上臂外展 80°～90°。用 5 mL 注射器盛生理盐水 3～5 mL，连接 13～14 号粗针头，在锁骨内中 1/3 交界处下方 1 cm 位置，与胸壁皮肤成 20°～30°，针头朝向胸锁关节进针，约进入 3 cm，可回抽大量暗红色血液。注入液体局部不肿，取下注射器，用手指堵住针头，插入导管，一般插管深度为 15 cm，如经股静脉插管至下腔静脉与右心房交界处，则插管深度一般为 40 cm，导管末端通过 Y 形管与测压装置的输液胶管和测压计相连接，使测压计的零点与右心房在同一水平(即仰卧时腋中线第四肋间水平)上；体位变动时给予调整。

(5) 测压：先将插向静脉一端的导管夹紧，松开连接输液瓶一侧的导管并连通测压计侧的导管，输液瓶与测压计相通，并使输液瓶内液体充满测压管，然后将连接输液瓶一侧的导管夹紧，松开插向静脉侧的导管，测压计与静脉导管相通，此时测压管内的液面迅速下降，当液面达到一定水平不再下降时，测压计中刻度即为中心静脉压。测压后，立即将输液管与导管相通，使生理盐水将导管内血液全部压回血管(图 2-1-1)。

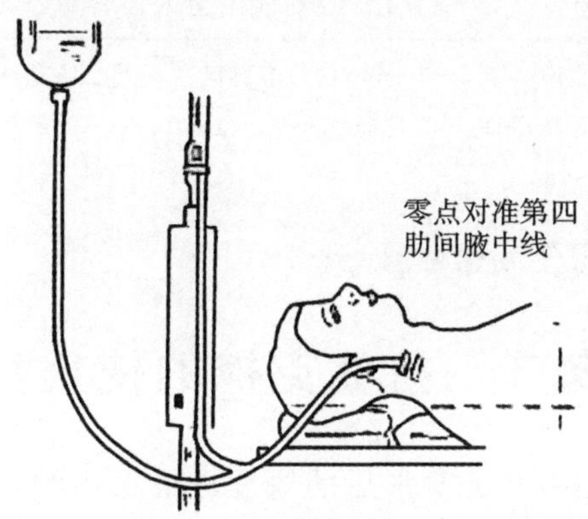

图 2-1-1 中心静脉压监测

CVP 的正常值为 5～12 cm H_2O。如果 CVP＜5 cm H_2O，提示血容量不足，应用扩张血管的药物等也会使中心静脉压降低；CVP＞15 cmH_2O，提示右心功能不全或血容量超负荷，胸腔压力增加、腹腔压力增加、使用血管升压药物及输液治疗时中心静脉压也会升高。重症患者输液时，为保证心肺安全，常需根据血压、中心静脉压监测结果调整治疗方案。

【注意事项】

(1) 外科危重症患者行中心静脉压测量时，应做到四防，即防感染、防栓塞、防空

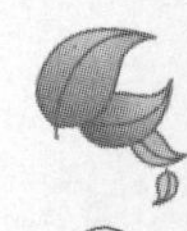

气、防脱落。为使测量结果准确，应注意患者体位、仪表上的零点位置、患者是否安静、患者是否同时用特殊药物等。

(2) 应在静息时测定，如果是在吸痰后、朦胧状态下，或者是在躁动、寒战、抽搐等特殊情况下测定的结果，要用注释加以说明。

(3) 测压管的零点必须与右心房在同一水平面，体位变动时应注意调整。

(4) 严格无菌操作，保持静脉导管通畅，每次测压流入导管的血液应冲洗干净，谨防血块堵塞管腔；若导管不通时，可以变动导管的位置或用肝素、3.8%枸橼酸钠冲洗，切勿使空气进入血管。

(5) 导管留置时间一般不超过 7 天，以免引起静脉炎或血栓。

(6) 拔管时，应用注射器抽吸，以防导管尖端附着的血栓脱落形成栓塞。

【相关知识】

中心静脉压、血压与补液的关系见表 2-1-1。

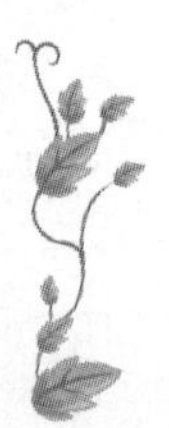

表 2-1-1　中心静脉压、血压与补液的关系

中心静脉压	血　压	原　因	处理原则
低	低	血容量严重不足	充分补液
低	正常	血容量不足	适当补液
高	低	心功能不全	强心、利尿
高	正常	容量血管过度收缩	舒张血管
正常	低	心功能不全或血容量不足	补液试验 *

* 补液试验：取等渗盐水 200 mL，于 5～10 min 内经静脉滴入。若血压升高而中心静脉压不变，提示血容量不足；若血压不变而中心静脉压升高，则提示心功能不全。

二、操作流程

中心静脉压的监测操作流程见图 2-1-2。

任务二　抗休克裤的使用技术

抗休克裤(MAST)是利用充气加压的原理进行工作的，对于腹部、下肢活动性出血及其他原因引起的失血性休克的急救有独特的功效。裤上设有充气泵、充气阀和气压表，以便充气、减压和监测囊内压。抗休克裤的设计一般用绵丝绸挂胶制成中空的气囊，外敷尼龙绸罩，结合部用张力尼龙搭扣对合而成，在会阴部留空，以利于排便、导尿或女性患者做妇产科处理。现有两种型号，即单囊型(即腹部与双下肢为一相通的囊)和三囊型(即腹部和双下肢分为 3 具囊，便于分别充气加压)。在严重创伤和出血时，若尚无良好的救治条件及需转运，应首先考虑抗休克裤使血管床内血液重新分配，以保证重要生命器官得到有效的灌注。抗休克裤经过临床验证，显示出它独特的功效，成为院前和医院急救复苏中不可缺少的装备，近 20 年来在世界范围得到了广泛应用。

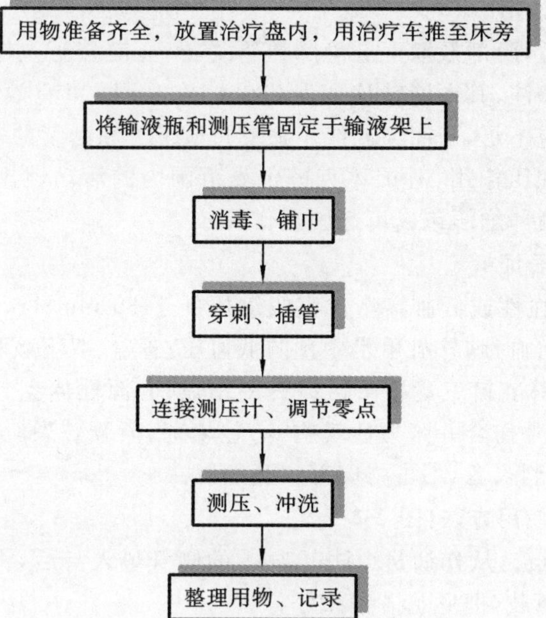

图 2-1-2　中心静脉压的监测操作流程

一、实训方法

【实训时间】

1 学时。

【实训目标】

1. 知识目标

(1) 熟悉抗休克裤的方法及注意事项。

(2) 熟悉抗休克裤的适应证、禁忌证及使用注意事项。

2. 技能目标

(1) 学会抗休克裤的使用方法。

(2) 能够正确使用抗休克。

3. 素质目标

(1) 能严肃认真地对待和积极地实施本项目。

(2) 能以高度负责的态度对待护理操作。

【实训方法】

(1) 观看录像。

(2) 教师讲解和示教操作过程及注意事项。

(3) 学生分组练习，教师巡教。

(4) 学生回示(抽查)，集体讲评，教师总结实训情况。

【用物准备】

抗休克裤 1 套、模拟人 1 具。

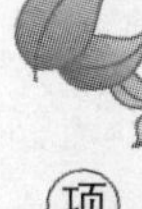

【实训步骤】

1. 抗休克裤的作用

抗休克裤充气后，腹部及双下肢静脉血管受压，血液移至人体上半部，保障心、脑等重要脏器的血液灌注，其血液转移量为750～1500 mL，可有效地缓解心、脑等重要生命器官的血液供应不足，从而为高级生命支持（ALS）和延续的生命支持（PLS）赢得时间。由于局部的加压作用，对抗休克裤包裹范围内的活动性出血起到压迫止血作用；其包裹范围若骨折，加压包裹可起固定作用。

2. 适应证与禁忌证

（1）适应证：出血性或低血容量休克收缩压低于80 mmHg（10.66 kPa）者；腹部及股部以下活动性出血；脑外科手术中预防低血压；骨盆、双下肢骨折者。

（2）禁忌证：抗休克裤气囊覆盖区以外的出血；心源性休克、颅脑外伤出血、脑水肿或脑疝；严重胸部外伤合并张力性气胸；心包填塞、横膈破裂。若为孕妇、腹部脏器外露者、腹部有异物刺入者，不可将腹部气囊加压。

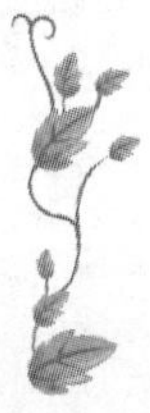

3. 抗休克裤的使用方法（图2-2-1）

（1）打开抗休克裤，从伤病员（或模拟人）的侧身垫入身后，将腹部片及双下肢片分别包裹腹部和双下肢，把尼龙搭扣扣好。

（2）上缘必须达到剑突水平，下缘可连踝部。

（3）充气方法：可用自带的充气泵或用打气筒等其他气源，紧急情况下亦可用氧气瓶充气。囊内压力一般在20～40 mmHg（2.67～5.33 kPa）。

（4）使用抗休克裤期间注意监测血压，若收缩压超过100 mmHg（13.3 kPa）时则停止充气。

（5）抗休克裤可保持充气状态2 h，若需维持更长时间，应中途交替加压和减压。

（6）当休克纠正后，可由腹部开始缓慢放气，放气应在建立静脉通路、手术前准备已就绪时进行。

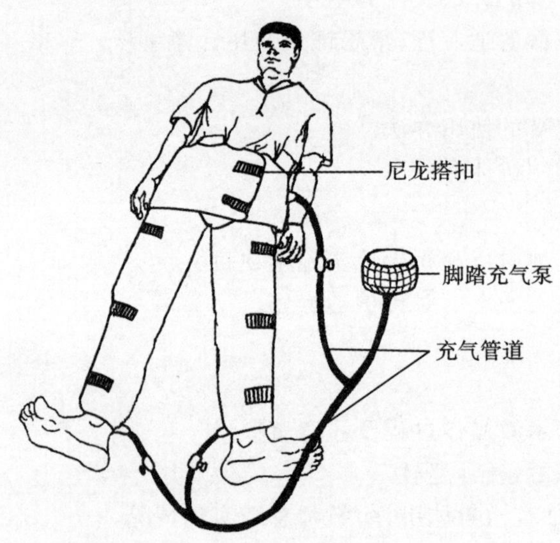

图2-2-1　抗休克裤的使用方法

【注意事项】

(1) 由专业人员决定是否使用抗休克裤,并有明显的使用位置及使用时间标志。

(2) 使用期间定期监测神志、血压、脉搏、呼吸、瞳孔的情况和囊内压的变化。

(3) 有条件时,一面穿裤打气,一面输血、输液。

(4) 解除抗休克裤时加快输血、输液,以免血压骤降导致新休克。

(5) 伤员需较长时间穿抗休克裤时,应适当降低气压,并适量输注5%碳酸氢钠以防治酸中毒和碱化尿液。

二、操作流程图

抗休克裤的使用操作流程见图2-2-2。

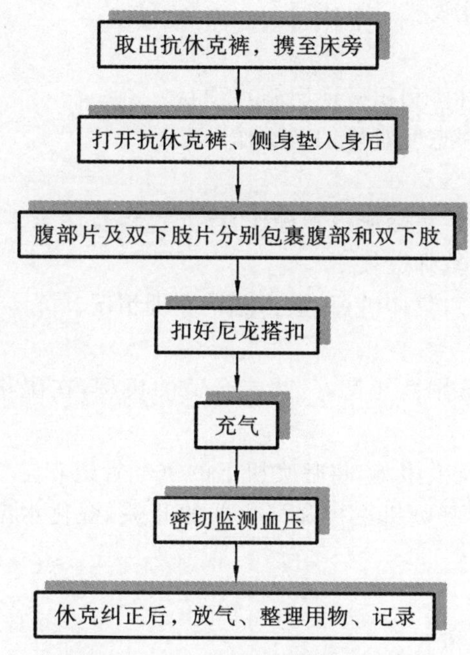

图 2-2-2　抗休克裤的使用操作流程

任务三　呼吸机的应用技术

呼吸机的应用是通过对呼吸机设置预置的压力或容量给患者通气,帮助患者完成通气的一种呼吸支持疗法,是重症监护领域的重要治疗手段。呼吸机的基本结构包括主机(因呼吸机类型不同而不同,可进行呼吸参数的调节监测,并设有报警系统)、附件(气源和气体混合器、湿化加温器、呼吸机管道、各种接头、雾化器等)。通气与换气功能障碍的患者应用呼吸机可起到改善气体交换、减少呼吸做功、维持呼吸功能、为治疗赢得时间、帮助患者顺利度过危重期的作用。

常用呼吸机的类型有定压型呼吸机、定容型呼吸机、多功能混合型呼吸机、高频呼吸机、负压呼吸机等。

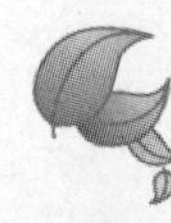

一、实训方法

【实训时间】

2 学时。

【实训目标】

1. 知识目标

(1) 熟悉呼吸机使用前的准备。

(2) 熟悉呼吸机常用呼吸模式的设置。

2. 技能目标

(1) 学会呼吸机基本参数的设置、调节。

(2) 能够正确使用呼吸机。

3. 素质目标

(1) 能严肃认真地对待和积极地实施本项目。

(2) 能以高度负责的态度对待护理操作。

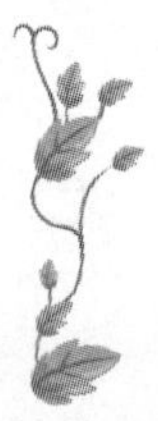

【实训方法】

(1) 教师讲解和示教(实际或模拟操作)操作过程及注意事项。

(2) 学生分组练习,教师巡教。

(3) 学生回示(抽查),集体讲评,教师总结实训情况。

【物品准备】

(1) 根据患者需要选用性能良好、功能合适的机型,在湿化器水罐中放入滤纸及适量无菌蒸馏水。

(2) 连接呼吸回路及模拟肺,将呼吸机上的氧气管道和空气管道接上气源。

(3) 接通电源,打开呼吸机主机和湿化器的开关,湿化水温度以 32～36 ℃为宜。检查管道有无漏气。

【实训步骤】

1. 确定呼吸机呼吸模式

机械通气的呼吸模式很多,选择时主要参照各种呼吸模式的特点和患者的具体病情。有时在呼吸机使用过程中还需要根据患者的病情变化,不断地调整和改变通气模式。常用的呼吸模式有以下数种。

(1) 机械控制通气(CMV):也称间歇正压通气(IPPV),为目前临床上最常用的通气方式,吸气时由呼吸机产生正压,将气流送入肺内,随吸气动作进行,压力上升至一定水平或吸入的容量达到一定水平时,呼吸机即停止供气,呼气阀打开,患者的胸廓回弹产生呼气。

(2) 间歇正、负压通气(IPNPV):一种吸气相正压、呼气相转为负压的机械通气方式。呼吸机在吸气相产生正压,将气体压入肺内;呼气相转为负压,帮助呼气。应用 IPNPV 时,呼吸机在吸气相和呼气相均进行辅助呼吸。

(3) 持续正压气道通气(CPAP):在患者有自主呼吸条件下,整个呼吸周期内,均人为地施以一定程度的气道内正压。主要用于有自主呼吸的患者,故也可以理解为自主呼吸状态下的呼气末正压。

(4) 同步间歇指令通气(SIMV):呼吸机在每分钟内按预先设置的呼吸参数(频率、流速、容量、呼与吸的时间比(I/E)等),给予患者指令性呼吸。患者可以自主呼吸,且自主呼吸的频率、流速、容量、I/E 等不受呼吸机的影响。应用 SIMV 时,呼吸机的供气则由患者的自主呼吸触发,主要用于脱机前的训练和过渡,可将 SIMV 的呼吸次数由正常水平逐渐减少,直至完全脱机。

(5) 压力支持通气(PSV):一种辅助通气方式,即在有自主呼吸的前提下,每次吸气都接受一定水平的压力支持,以辅助和增强患者的吸气能力,增加患者的吸气深度和吸入气量。

(6) 反比通气(IRV):此模式的优点是由于吸气时间大于呼气时间,使吸气峰压降低,且呼气时间短,致使部分气体保留于肺内,增加了肺的功能残气量,使气道产生自发的呼气末正压(PEEP),改善气体的弥散。

2. 设置、调节呼吸机参数

应用呼吸机治疗时,各项参数的设置和调节是呼吸机临床应用必不可少的内容,其合理程度直接关系到呼吸机临床应用的疗效和并发症。

(1) 呼吸频率:成人 14～20 次/分,儿童 16～25 次/分,婴儿 28～30 次/分。设置呼吸频率时,首先应观察患者的自主呼吸频率,若患者的自主呼吸频率基本正常(16～24 次/分)或明显减弱或已经停止,则设置较简单,一般仅需按正常人的呼吸频率进行设置(16～20 次/分);倘若患者的自主呼吸频率明显增快(大于 28 次/分),初始的频率不宜设置过低,否则易发生人机对抗,增加患者呼吸做功,故一般以接近或略低于患者的自主呼吸频率为原则。

(2) 潮气量(TV):通常按 8～12 mL/kg 调节。

(3) 每分钟通气量(MV):正常成人为 6～8 L/min。

(4) 吸与呼的时间比(I/E):一般 I/E 为 1∶(1.5～2.5)(平均为 1∶2)。

(5) 吸入氧浓度(FiO_2):一般在 30%～50%之间,设置的原则是能使患者 PaO_2 维持在 60 mmHg 的最低 FiO_2 水平。

(6) 设置报警界限:包括工作压力、每分钟通气量、气道阻力等。

(7) 调节湿化器、加温装置的温度:一般湿化器的温度是 32～36 ℃。

(8) 根据患者情况设定其他参数:包括触发灵敏度、吸气压力、吸气时间、压力支持、压力上升时间、吸气流量等。

3. 其他

(1) 再次检查管道是否连接正确、有无漏气,测试各旋转钮功能,试机后与患者人工气道连接(患者人工气道可为简易口、鼻咽通气管,气管内插管或气管切开等)。

(2) 上呼吸机后严密监测生命体征、皮肤颜色及血气分析结果,并做好记录,根据血气分析结果进一步调节呼吸机参数。

【注意事项】

(1) 严密观察病情变化:呼吸机治疗期间,须密切观察治疗反应和病情变化,定时进行血气分析,综合判断治疗效果。

(2) 加强气道管理:人工气道建立后,使部分上呼吸道的正常生理功能丧失,如呼吸道对吸入气的加温、加湿作用和部分防御功能，故应做好人工气道的固定、湿化，及时吸痰，确保呼吸道通畅。

（3）加强基础护理、心理护理：定期翻身、拍背，保护口腔、眼及鼻黏膜，关注患者感受，安慰患者及家属，做好必要地解释工作。

（4）密切观察有无不良反应及并发症：常见的有肺部感染、肺不张、气压伤、胃肠充气、回心血量减少、心排血量下降和血压下降等，需严密观察，协助医生处理。

（5）及时撤离呼吸机　①撤机条件：所需机械通气治疗的基础疾病或创伤已稳定或得到明显改善；呼吸功能明显改善，自主呼吸增强，吸氧浓度小于40%时，$PaO_2>60$ mmHg；PEEP$\leqslant$10 cmH_2O。②撤机方法：a. 直接撤离，主要适用于原先肺功能状况良好，因为某种急性疾病或突发因素造成呼吸衰竭而需要应用机械通气的患者。b. 呼吸机过渡，可用 SIMV、PSV、MMV 等模式过渡。c. 间断脱机：将脱机的时间分开，先是逐小时，即每日分次脱机几小时，以后视情况逐渐增加脱机的次数或延长每次脱机的时间，必要时还可以改成逐日或白天脱机、夜间上机等，直至完全停用。③撤机后监护：注意患者呼吸情况，必要时应立即再次行辅助呼吸，注意患者有无因长时间插管导致的气道刺激，如咳嗽、痰液黏稠等。

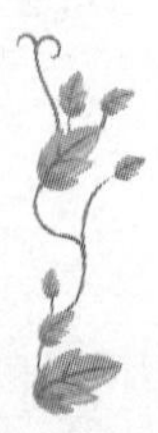

二、操作流程

呼吸机的应用操作流程见图 2-3-1。

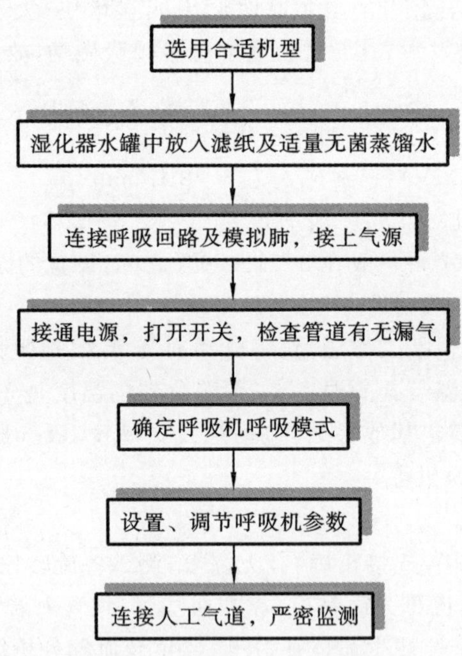

图 2-3-1　呼吸机的应用操作流程

项目三
损伤患者常用护理技术

任务一　止血与包扎技术

血液是维持生命的重要物质。若受外伤，引起大出血，其出血量超过全身血量的四分之一，生命就会发生危险，应立即给予止血。紧急情况下止血的常用方法有指压止血法、止血带止血法、包扎止血法等。指压止血法是指较大的动脉出血后，用拇指压住出血的血管上方（近心端），使血管被压闭住，中断血液。止血带止血法，主要是用橡皮管或胶管止血带将血管压瘪而达到止血的目的。这种止血方法较牢固、可靠，但只能用于四肢动脉大出血。包扎止血法是各种外伤中最常用、最基本的急救技术之一。若包扎得当，可起到压迫止血、保护伤口、防止感染、固定骨折和减少疼痛等作用。

一、实训方法

【实训时间】

2 学时。

【实训目标】

1. 知识目标

(1) 掌握指压止血法和止血带止血法的要点与注意事项。

(2) 熟悉三角巾、胸带、腹带包扎的基本方法。

(3) 掌握四种绷带包扎的方法、要领和注意事项。

2. 技能目标

(1) 能对外伤出血患者实施正确的指压止血。

(2) 能正确使用止血带止血。

(3) 能独立完成受伤患者四肢绷带包扎。

3. 素质目标

(1) 能严肃认真地对待和积极地实施本项目。

(2) 具备良好的应急反应能力。

【实训方式】

(1) 观看电教片。

(2) 教师示教指压止血法、止血带止血法和四肢绷带包扎法的要领。

(3) 学生 2 人一组练习,教师巡回指导。

(4) 对一组学生进行抽查,评价其练习效果。

(5) 课后开放实训室,练习巩固。

【用物准备】

(1) 止血方法用物:止血带。

(2) 包扎方法用物:①胸带、腹带、三角巾(演示);②四肢绷带包扎用物:小托盘 1 个、绷带卷 1 个、剪刀 1 把、夹板、纱布、胶布。

【实训步骤】

1. 止血方法

1) 指压止血法

指压止血法是一种简单有效的临时性止血方法,它是根据动脉的走向,在出血伤口的近心端,用手指压住动脉处,达到临时止血的目的。指压止血法适用于头部、颈部、四肢的动脉出血,依出血部位的不同可分为如下几种,见图 3-1-1。

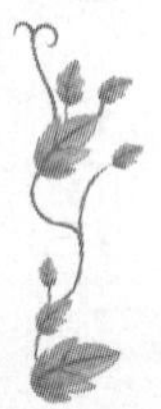

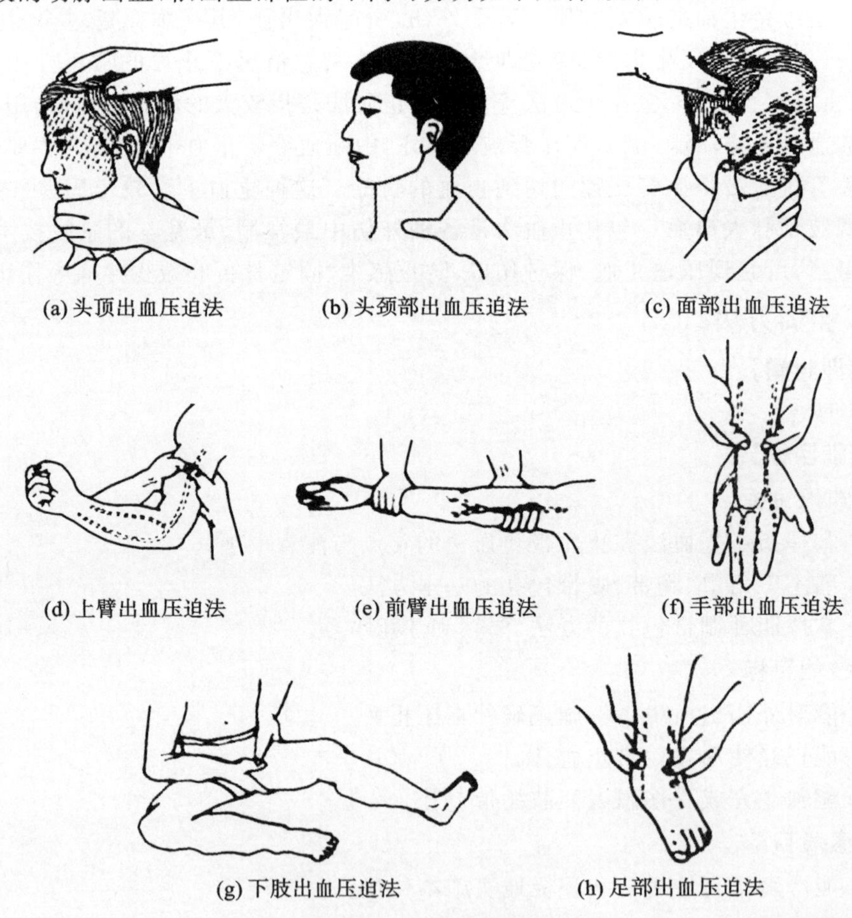

(a) 头顶出血压迫法　(b) 头颈部出血压迫法　(c) 面部出血压迫法

(d) 上臂出血压迫法　(e) 前臂出血压迫法　(f) 手部出血压迫法

(g) 下肢出血压迫法　(h) 足部出血压迫法

图 3-1-1　指压止血法

(1) 头顶出血压迫法:方法是在伤侧耳前,对准下颌关节上方,用拇指压迫颞动脉。

(2) 头颈部出血压迫法：方法是用拇指将伤侧的颈总动脉向后压迫，但不能同时压迫两侧的颈总动脉，否则会造成脑缺血坏死。

(3) 面部出血压迫法：用拇指压迫下颌角处的面动脉。

(4) 上臂出血压迫法：一手将患肢抬高，另一手用拇指压迫上臂内侧的肱动脉。

(5) 前臂出血压迫法：用拇指压迫伤侧肘窝肱二头肌腱内侧的肱动脉。

(6) 手部出血压迫法：用两手拇指压迫手部近心端动脉。

(7) 下肢出血压迫法：用两手拇指重叠向后用力压迫腹股沟中占稍下方的股动脉。

(8) 足部出血压迫法：用两手拇指分别压迫足背踇长伸肌肌腱外侧的足背动脉和内踝与跟腱之间的胫后动脉。

2) 止血带止血法

止血带止血法是快速有效的止血方法，但它只适用于不能用加压止血的四肢大动脉出血。常用的方法有橡皮止血带止血法和布条止血带止血法(图 3-1-2)。

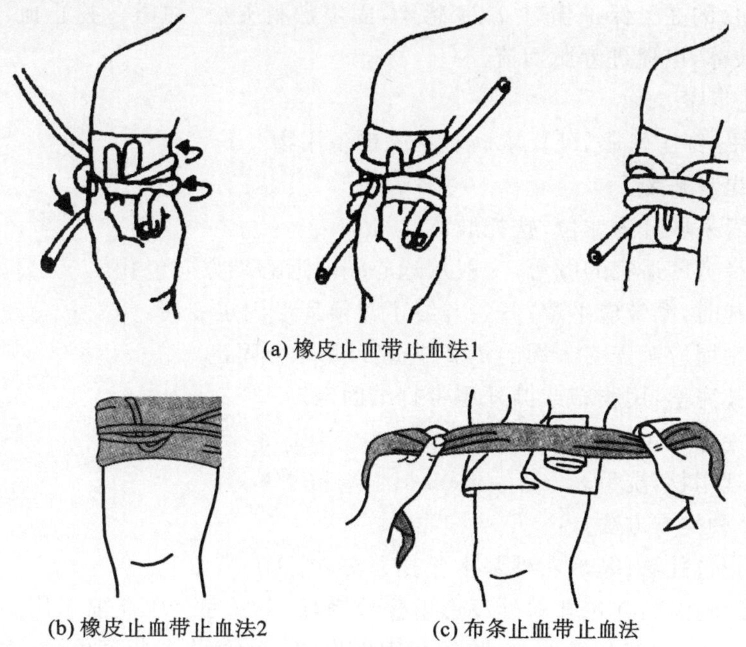

(a) 橡皮止血带止血法1

(b) 橡皮止血带止血法2　　(c) 布条止血带止血法

图 3-1-2　止血带止血法

(1) 止血方法：

① 橡皮止血带止血法：常用一条长 1 m 的橡皮管，先用绷带垫平上止血带的部位，两手将止血带中段适当拉长，绕出血伤口上端肢体 2～3 圈后固定，借助橡皮管的弹性压迫血管而达到止血的目的。

② 布条止血带止血法：常用三角巾、布带等平整地缠绕在加有布垫的肢体上，接紧或拧紧固定。

③ 加压包扎止血法：用消毒纱布折叠成比伤口稍大的垫盖住伤口，再用绷带或三角巾紧紧包扎，其松紧度以能达到止血目的为宜。多用于上肢、下肢、肘、膝等部位的

动脉出血。

（2）使用止血带的注意事项：

① 止血带应放在伤口的近心端。上臂和大腿都应绷在上 1/3 的部位。上臂的中 1/3 部位禁止用止血带，以免压迫神经而引起上肢麻痹。

② 上止血带前，先要用毛巾或其他布片、棉絮作垫，止血带不要直接扎在皮肤上；紧急时，可将裤脚或袖口卷起，止血带扎在其上。

③ 要扎得松紧合适，过紧易损伤神经，过松则不能达到止血的目的。一般以不能摸到远端动脉搏动或出血停止为度。

④ 结扎时间过久，可引起肢体缺血坏死。因此要每隔 1 h（上肢或下肢）放松 2～3 min。放松期间，应用指压法暂时止血。寒冷季节时应每隔 30 min 放松一次。

⑤ 要有上止血带的标志，注明上止血带的时间和部位。用止血带止血的伤员应尽快送医院处置，防止出血处远端的肢体因缺血而导致坏死。

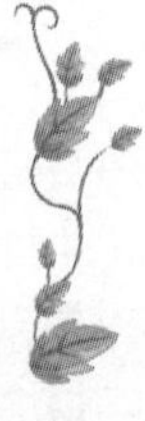

2. 包扎方法

包扎的目的在于保护伤口，减少感染，固定敷料夹板，加压包扎止血，促进组织液吸收，支托肢体，以促进静脉回流。

1）包扎步骤

（1）洗手、穿工作服、戴口罩、戴帽子、准备用物。

（2）向患者解释。

（3）患者采取舒适体位，扶托肢体。

（4）选择宽度适宜的绷带，一般从远心端向近心端方向包扎。

（5）包扎时，绷带应平整，开始与终了时须环形固定 2 周。

（6）后 1 周应遮盖前 1 周的 1/2 或 2/3，并充分固定。

（7）包扎完毕，用胶布或撕开尾带打结固定。

（8）指导患者包扎后的注意事项。

（9）整理用物，洗手。

2）包扎种类与方法

（1）绷带包扎法：绷带六种基本包扎方法（图 3-1-3）如下。

① 环形包扎法：在包扎原处环形重叠缠绕，后 1 周完全压住前 1 周。第 1 周可以斜缠绕，第 2、3 周做环形缠绕，并将第 1 周斜出圈外的绷带角折回圈内，在绕第 2 周时将其压住，然后再重复缠绕，可防止绷带松动滑脱，多用于开始及终了包扎时。

② 蛇形包扎法：斜形环绕包扎，每周互不遮盖，用于临时简单固定敷料或夹板。

③ 螺旋形包扎法：螺旋状缠绕，后周遮盖前周的 1/3 或 1/2，用于上臂、大腿、躯干、手指等径围相近的部位，多用于躯干和四肢。

④ 螺旋反折形包扎法：在螺旋形的基础上每周反折成等腰三角形，每次反折处需对齐以保持美观，用于包扎径围不一致的小腿和前臂。

⑤ 回反形包扎法：自头顶正中开始，来回两侧回反，直至包没头顶，用于包扎头顶和残肢端。

⑥ “8”字形包扎法：按“8”字的书写径路包扎，交叉缠绕，用于包扎肘、膝关节、腹

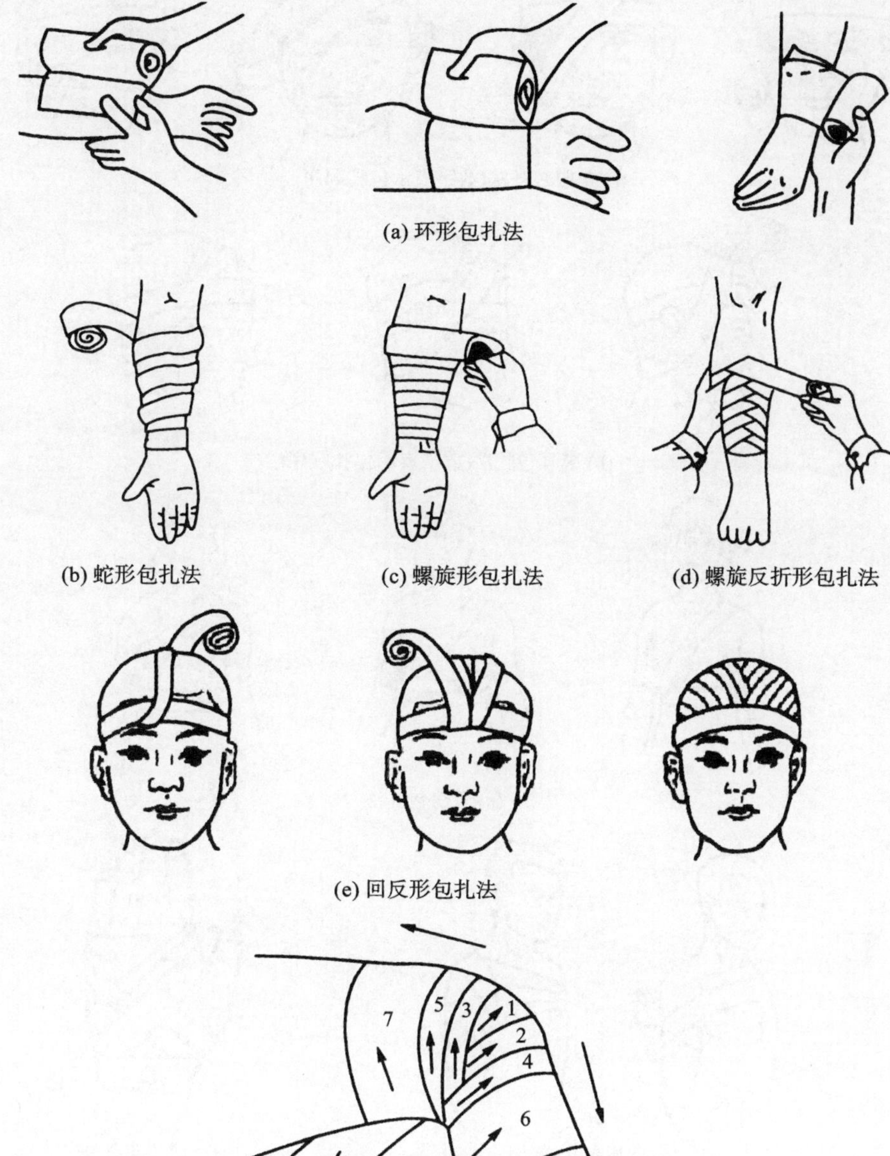

(a) 环形包扎法

(b) 蛇形包扎法　(c) 螺旋形包扎法　(d) 螺旋反折形包扎法

(e) 回反形包扎法

(f) “8”字形包扎法

图 3-1-3　绷带六种基本包扎方法

股沟、肩、足跟、足背、手指手掌等处。

各部位绷带包扎方法见图 3-1-4。

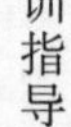

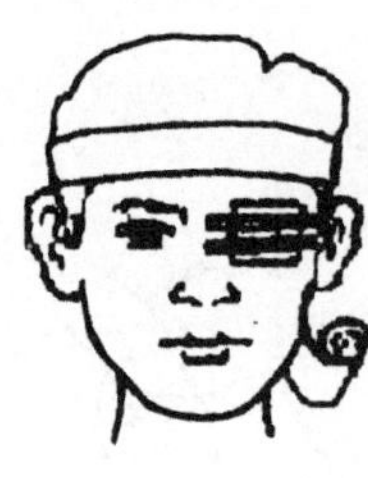
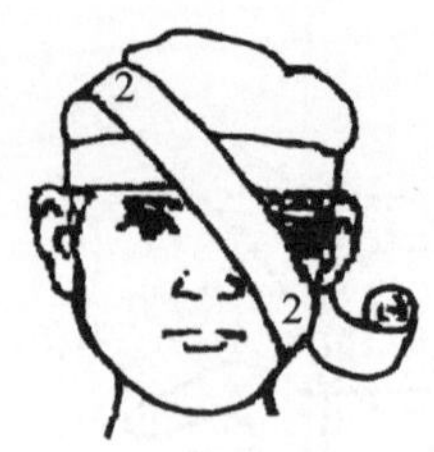
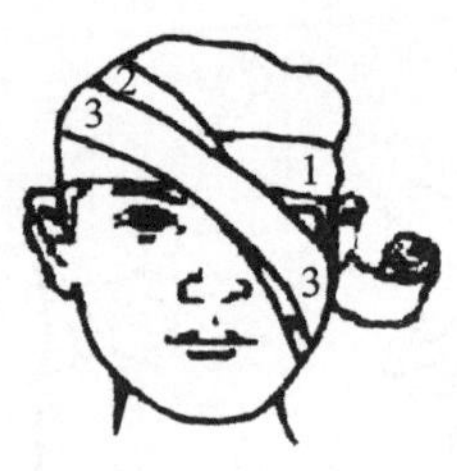
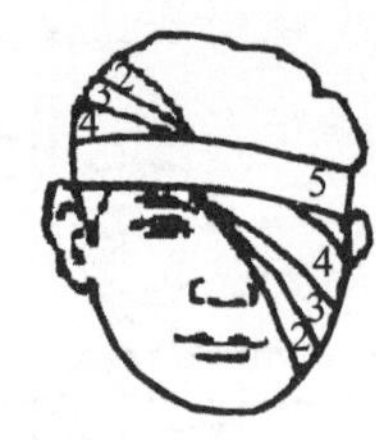

(a) 单眼包扎法(数字表示包扎顺序)

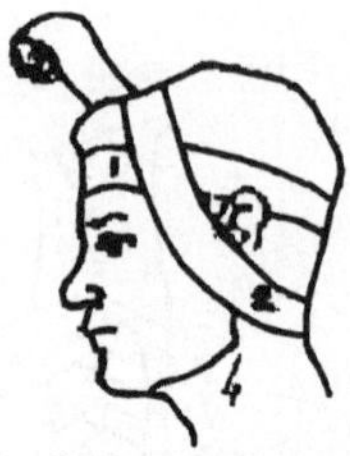
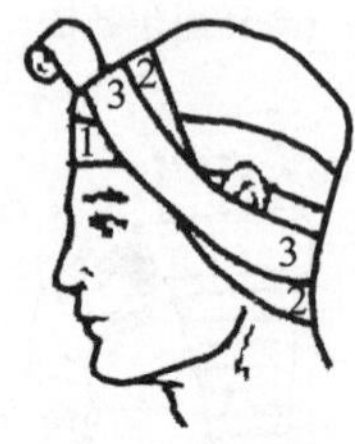
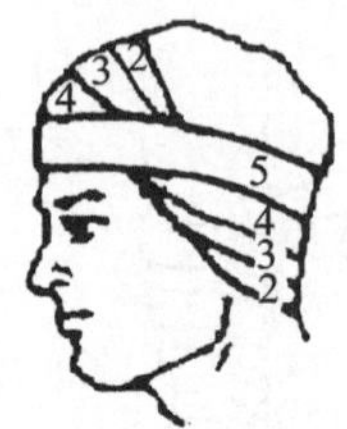

(b) 单耳包扎法(数字表示包扎顺序)

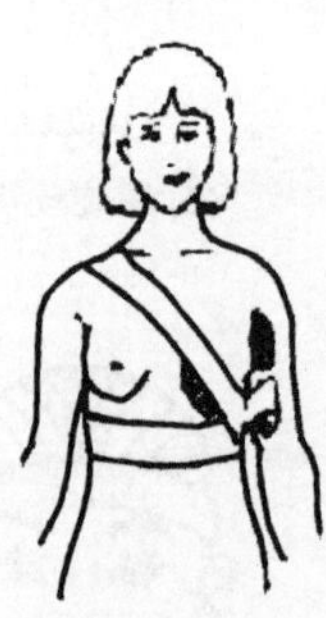
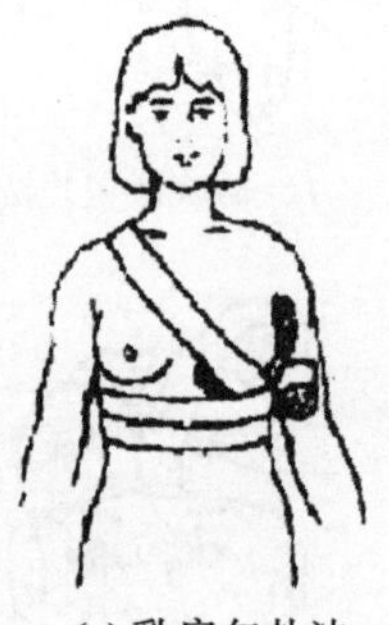
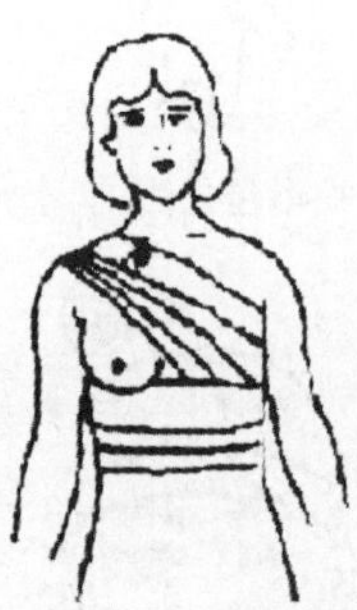

(c) 乳房包扎法

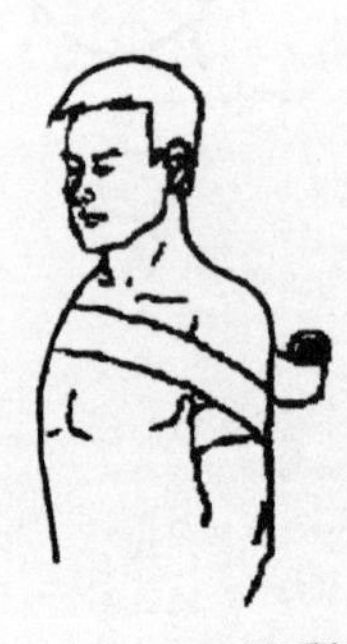
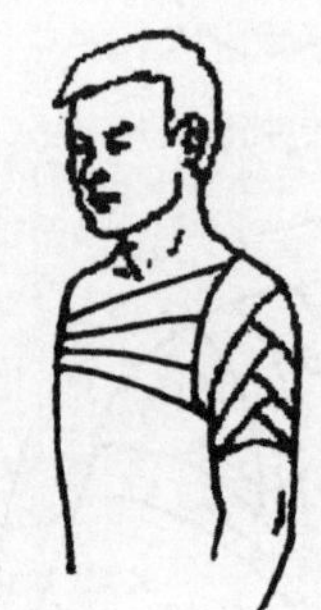

(d) 双肩包扎法

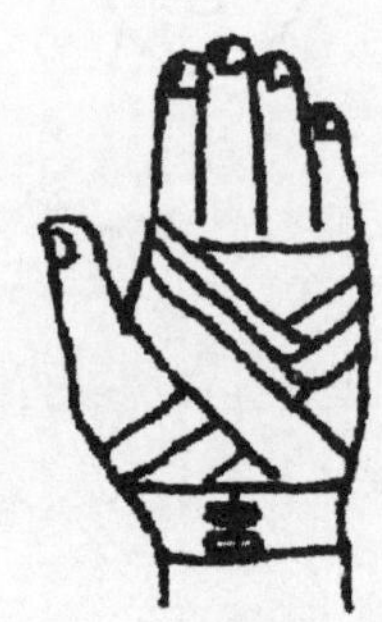
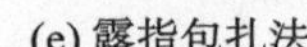

(e) 露指包扎法

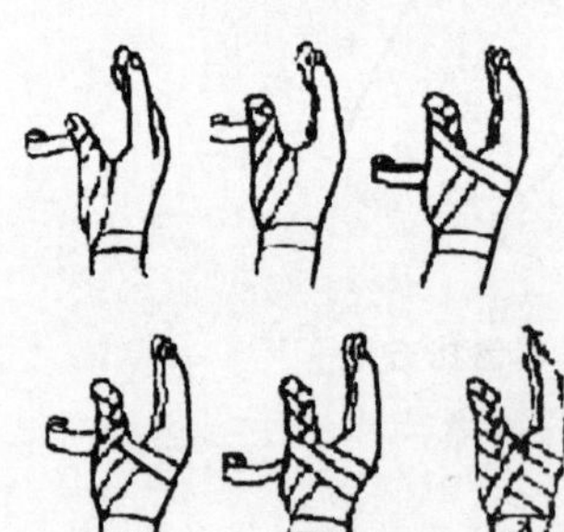

(f) 拇指包扎法

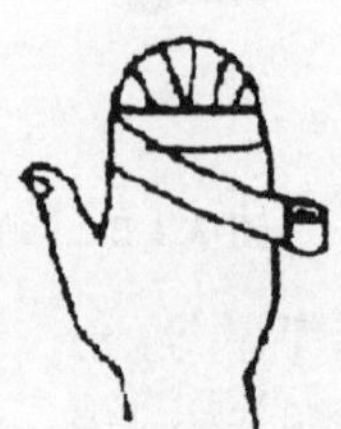
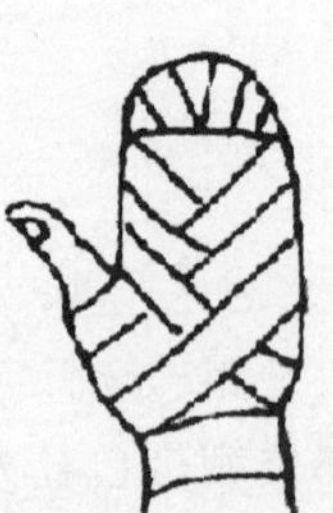

(g) 全手包扎法

图 3-1-4　各部位绷带包扎方法

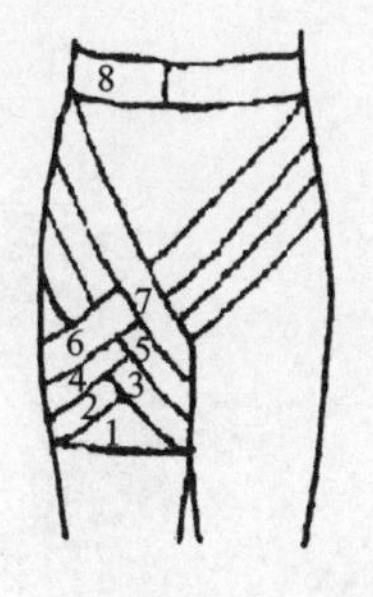

(j) 单腹股沟包扎法

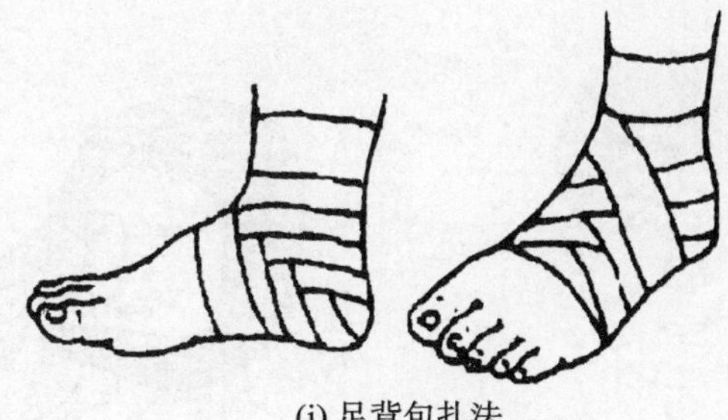

(i) 足背包扎法

续图 3-1-4

(2) 三角巾包扎法(图 3-1-5):用一块边长 1 m 的正方形棉布,沿其对角线剪开即为两条三角巾。将三角巾的顶角折向底边的中央,再根据包扎的实际需要折叠成一定宽度的条带。若将三角巾的顶角偏折到底边中央偏左或偏右侧,则成为燕尾巾。不同部位包扎方法如下。

① 头部帽式包扎法:将三角巾的底边向内折叠成两指宽的边放在前额眉上,顶角向后拉盖头顶,将两底边沿两耳上方往后拉至枕部下方,左右交叉压住顶角绕至前额打结固定。

② 头、耳部风帽式包扎法:将三角巾顶角打一个结,置于前额中央,头部套入风帽内,向下拉紧两底角,再将底边向外反扎 2～3 指宽的边,左右交叉包绕兜住下颌,绕至枕后打结固定。

③ 眼部包扎法:包扎单眼时,将三角巾折叠成四指宽的带状,斜置于伤侧眼部,从伤侧耳下绕至枕后,经健侧耳上拉至前额与另一端交叉反折绕头一周,于健侧耳上端打结固定。包扎双眼时,将带状三角巾的中央置于枕部,两底角分别经耳下拉向眼部,在鼻梁处左右交叉各包一只眼,成"8"字形经双耳上方在枕部交叉后绕至下颌处打结固定。

④ 胸部包扎法:将三角巾的顶角置于伤侧肩上,两底边在胸前横拉至背部打结固定后,再与顶角打结固定。

⑤ 下腹部包扎法:将三角巾的顶角朝下,底边横向腹部,两底角在腰后打结固定,顶角内两腿间拉至腰后与底角打结固定。

⑥ 肩部包扎法:单肩包扎时,将三角巾折成约 80°夹角的燕尾巾,夹角朝上,向后的一角压住向前的角,放在伤侧肩部,燕尾底边绕上臂在腋前方打结固定,将燕尾两角分别经胸、背部拉到对侧腋下打结固定。包扎双肩时,则将三角巾折叠成两尾角等大的双燕尾巾,夹角朝上,对准颈后正中,左右双燕尾由前向后分别包绕肩部到腋下,在腋后打结固定。

(3) 多头带的包扎法(图 3-1-6):

① 腹带包扎法:将腹带放于患者的腰背下,展开两侧带脚,顺其重叠的顺序逐一将带脚紧贴腹部包扎,带脚互相交叉压住,交叉方向须根据具体情况而定,如伤口在上腹部时,应由上向下压,伤口在下腹部时,则由下而上进行包扎,因此,在放置腹带时要注意方向,最后将一对带脚打结固定。

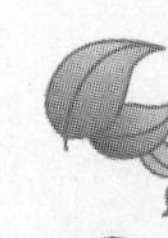

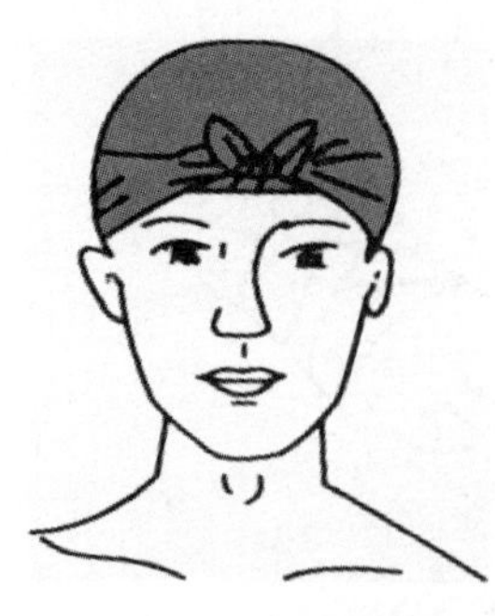
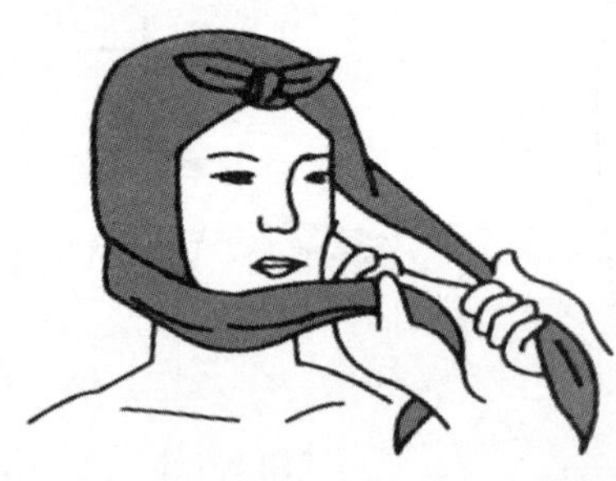
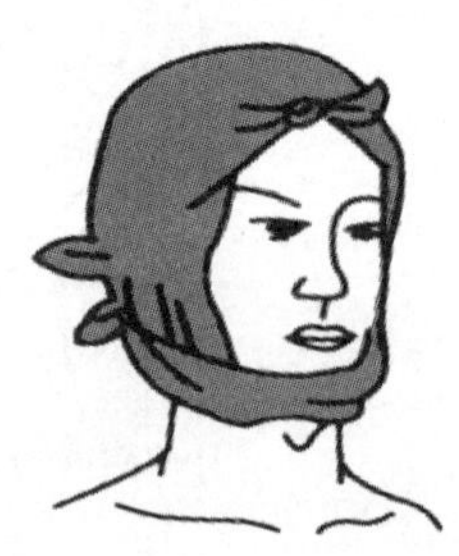

(a) 头部帽式包扎法　(b) 头、耳部风帽式包扎法

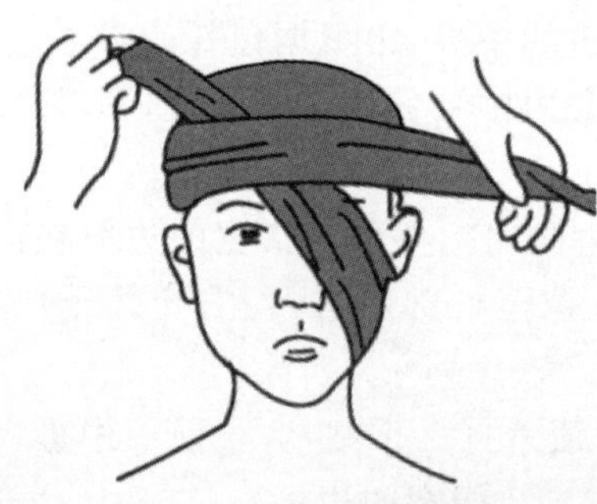
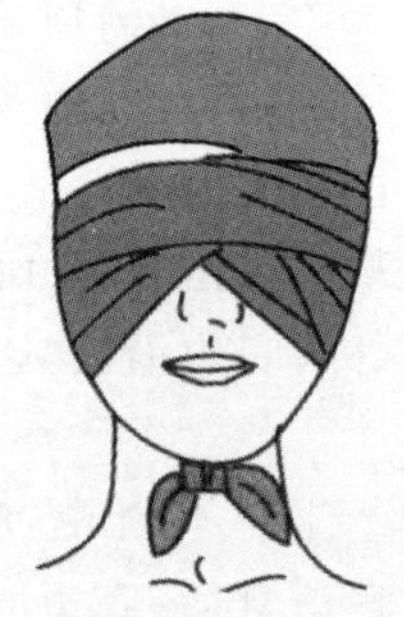

(c) 眼部包扎法

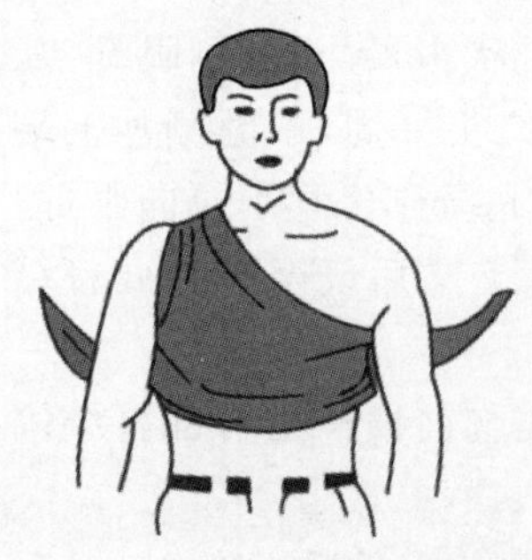
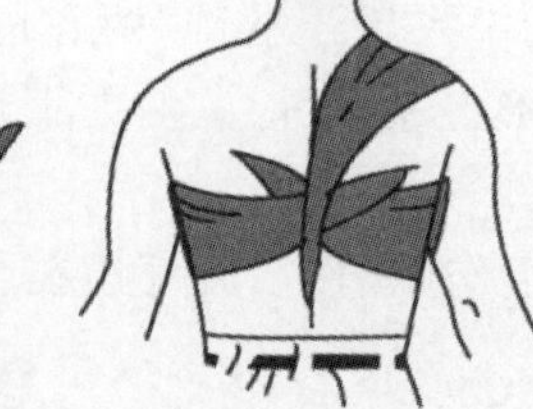

(d) 胸部包扎法

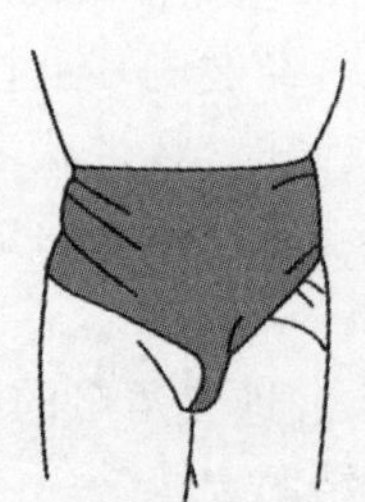
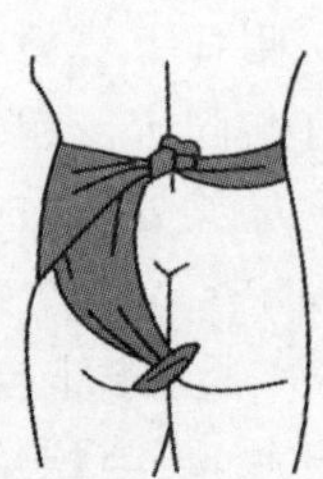

(e) 下腹部包扎法

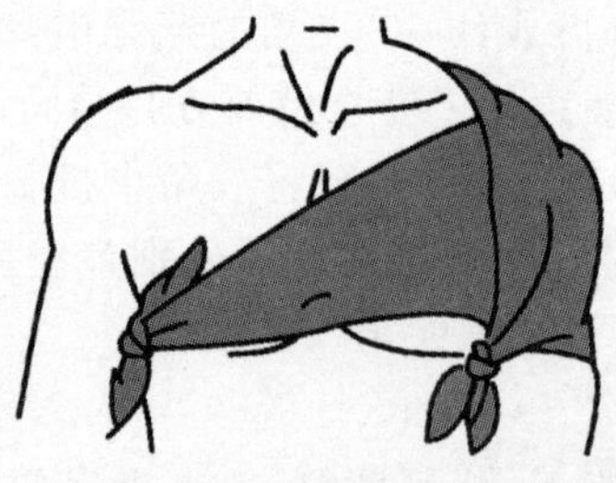
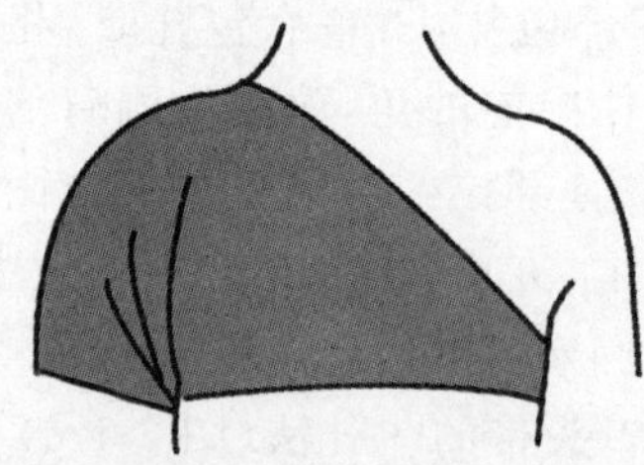

(f) 肩部包扎法

图 3-1-5　三角巾包扎法

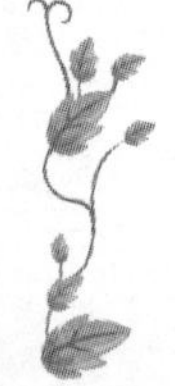
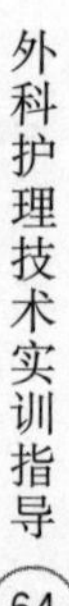

② 胸带包扎法:胸带比腹带多两条带脚,包扎时将此带脚放于颈的两侧转到胸前进行包扎,将两端带脚逐一交互叠折,并压住一个肩带,同腹带包扎,将胸带肩上的另外一根带和被压住的一个肩带打结。

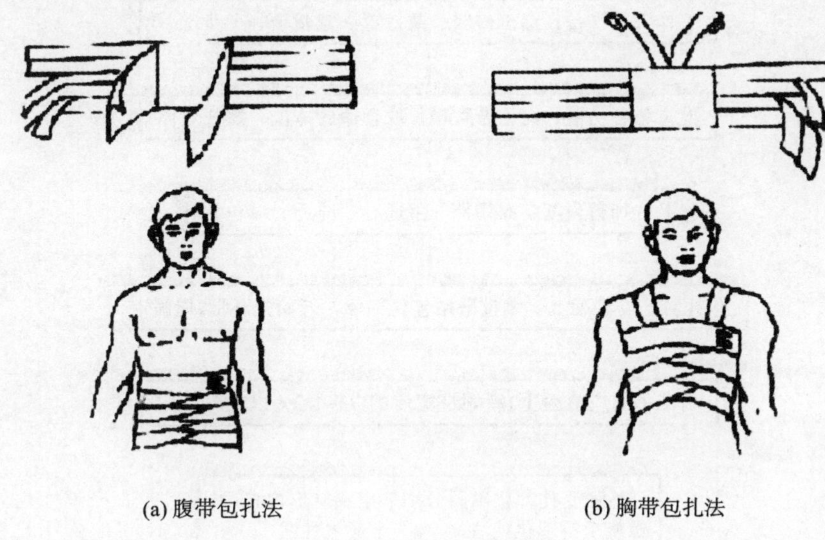

(a) 腹带包扎法　　(b) 胸带包扎法

图 3-1-6　多头带包扎法

3) 包扎的注意事项

(1) 患者取舒适坐位或卧位,扶托肢体,并保持功能位置。

(2) 肢体隆突处或凹陷处应垫好衬垫。

(3) 选择宽度合适的绷带卷。若绷带潮湿或污染均不宜使用。

(4) 包扎四肢应从远心端开始,指(趾)端尽量外露,以便观察血液循环及神经功能。

(5) 包扎时应用力均匀,松紧适度,动作轻快。要求牢固、美观、舒适、整洁。

(6) 每包扎一周应压住前 1 周的 1/2 或 2/3,包扎开始与终了时均须环绕 2 周,须加绷带时,可将两端重叠 6 cm。包扎完毕用胶布粘贴固定或撕开末端打结在肢体外侧。

(7) 胸带包扎时应观察呼吸活动度、呼吸音、触觉语颤,还应鼓励患者做深呼吸及咳嗽联系。包扎松紧应适宜。

(8) 胸带和腹带打结处应避开伤口。使用弹性绷带的患者应观察是否有皮肤过敏。

二、操作流程(以四肢绷带包扎法为例)

四肢绷带包扎法操作流程见图 3-1-7。

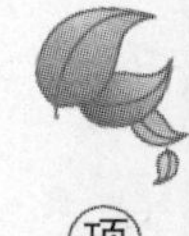

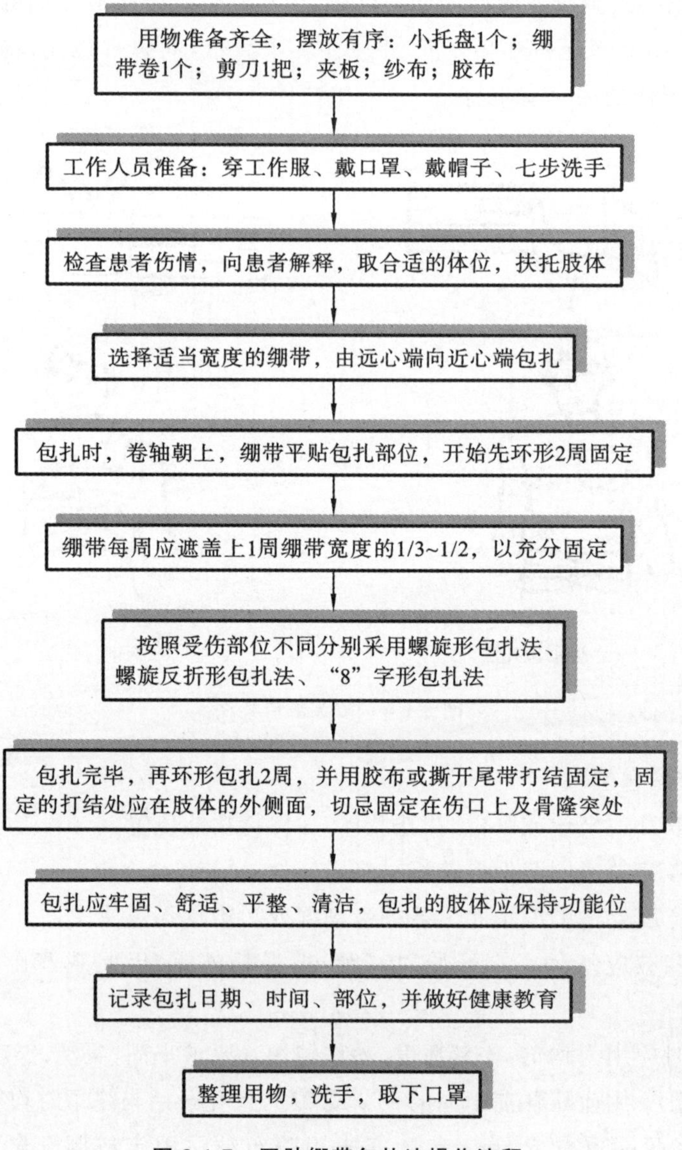

图 3-1-7　四肢绷带包扎法操作流程

任务二　清创术与更换敷料

一、实训方法

【实训时间】

2 学时。

【实训目标】

1. 知识目标

（1）熟悉清创术的术前准备和术中配合方法。

(2) 熟悉更换敷料的目的、方法。

(3) 掌握更换敷料的要点和注意事项。

2. 技能目标

(1) 能配合医生完成伤口的清创。

(2) 能独立完成更换敷料的操作方法。

(3) 能熟练地掌握更换敷料的要点与注意事项。

3. 素质目标

(1) 能严肃认真地对待和积极地实施本项目。

(2) 能以高度负责的态度对待护理操作,促进伤口尽快愈合。

【实训方式】

(1) 将每班分成两组,每组约 25 人,每组一名指导教师。

(2) 一组示教清创术的配合;另一组示教更换敷料的用物准备和操作要领。

(3) 学生练习更换敷料的操作方法,教师指导;两组学生对换练习操作。

(4) 根据学生练习情况进行总结。

【用物准备】

(1) 清创术:一般准备无菌清创包、皮肤消毒液、麻醉药、治疗巾、洞巾、无菌手套等。

(2) 更换敷料:无菌治疗巾 2 只,无齿镊 2 把,乙醇和盐水棉球若干,分放于治疗碗两侧,无菌纱布若干,胶布、绷带、棉签、治疗巾等,根据需要备引流物或湿敷药物纱布、血管钳、手术刀、手术剪及探针。

【实训步骤】

1. 清创术

清创术是对新鲜开放性污染伤口清洗去污、清除血块和异物、切除失去生机的组织、缝合伤口,使之尽量减少污染,甚至变成清洁伤口,以达到一期愈合,有利于受伤部位的功能和形态的恢复。

1) 适应证

8 h 以内的开放性伤口应行清创术,8 h 以上而无明显感染的伤口,如伤员一般情况好,亦应行清创术。如伤口已有明显感染,则不行清创,仅将伤口周围皮肤擦净,消毒周围皮肤后,敞开引流。

2) 清创术步骤(图 3-2-1)

(1) 清洗去污:

① 清洗皮肤:用无菌纱布覆盖伤口,再用汽油或乙醚擦去伤口周围皮肤的油污。术者按常规方法洗手、戴手套,更换覆盖伤口的纱布,用软毛刷蘸消毒肥皂水刷洗皮肤,并用冷开水冲净。然后换另一只毛刷再刷洗一遍,用消毒纱布擦干皮肤。两遍刷洗共约 10 min。

② 清洗伤口:去掉覆盖伤口的纱布,以生理盐水冲洗伤口,用消毒镊子或小纱布球轻轻除去伤口内的污物、血凝块和异物。

(2) 清理伤口:施行麻醉,擦干皮肤,用碘酊、乙醇消毒皮肤,铺盖消毒手术巾准备

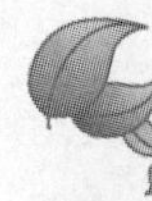

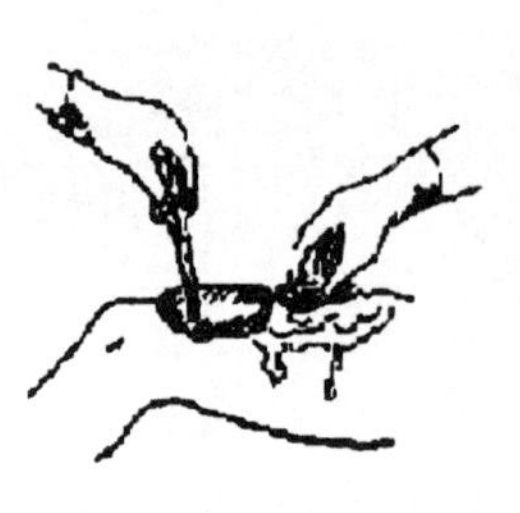
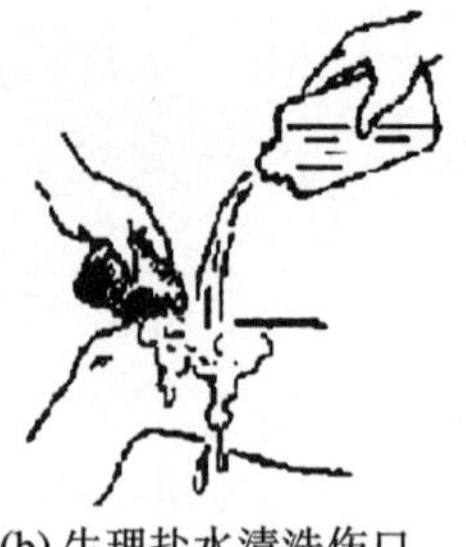
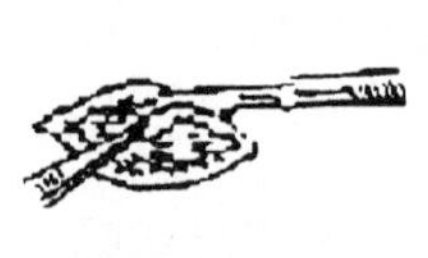
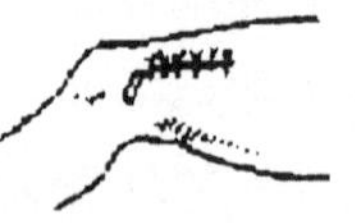

(a) 清洗伤口周围皮肤　(b) 生理盐水清洗伤口　(c) 清创切除皮肤　(d) 缝合并引流伤口

图 3-2-1　清创术的步骤

手术。术者重新用乙醇或苯扎溴铵溶液泡手，穿手术衣、戴手套后即可清理伤口。

① 对浅层伤口，可将伤口周围不整皮肤缘切除 0.2～0.5 cm，切面止血，消除血凝块和异物，切除失活组织和明显挫伤的创缘组织（包括皮肤和皮下组织等），并随时用无菌盐水冲洗。

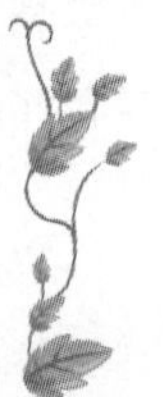

② 对深层伤口，应彻底切除失活的筋膜和肌肉，但不应将有活力的肌肉切除，以免切除过多而影响功能。为了处理较深部伤口，有时可适当扩大伤口和切开筋膜，清理伤口直至比较清洁和显露血液循环较好的组织。

③ 伤口如有活动性出血，在清创前可先用止血钳钳夹，或临时结扎止血。待清理伤口时重新结扎，除去污染线头。渗血可用温盐水纱布压迫止血，或用凝血酶等局部止血药止血。

（3）修复伤口：清创后再次用生理盐水清洗伤口。再根据污染程度、伤口大小和深度等具体情况，决定伤口是开放还是缝合，是一期缝合还是延期缝合。

① 一期缝合　未超过 12 h 的清洁伤口可一期缝合；大而深的伤口，在一期缝合时应放置引流条。头、面部血管丰富，愈合力强，损伤时间虽长，只要无明显感染，仍应争取一期缝合。

② 延期缝合　污染重或特殊部位不能彻底清创的伤口，应延期缝合，即在清创后先于伤口内放置凡士林纱布条引流，待 4～7 日后，如伤口组织红润，无感染或水肿时，再做缝合。

3）术中注意事项

（1）伤口清洗是清创术的重要步骤，必须反复用大量生理盐水冲洗，务必使伤口清洁后再做清创术。选用局部麻醉者，只能在清洗伤口后麻醉。

（2）清创时既要彻底切除已失去活力的组织，又要尽量爱护和保留存活的组织，这样才能避免伤口感染，促进愈合，保存功能。

（3）组织缝合必须避免张力太大，以免造成缺血或坏死。

4）术后处理

（1）根据全身情况输液或输血。

（2）合理应用抗生素，防止伤口感染，促使炎症消退。

（3）注射破伤风抗毒素，如伤口深，污染重，应肌内注射气性坏疽抗毒血清。

（4）抬高伤肢，促使血液回流。

(5) 注意伤肢血运、伤口包扎松紧是否合适、伤口有无出血等。

(6) 伤口引流条,一般应根据引流物情况,在术后 24～48 h 内拔除。

(7) 伤口出血或发生感染时,应即拆除缝线,检查原因,进行处理。

2. 更换敷料

更换敷料又称换药,是对创伤或手术后的各种伤口及其他伤口进行敷料更换并观察处理,保持伤口清洁,控制感染,促进伤口愈合和防止并发症的一项外科基本技术。通过更换敷料可达到观察伤口,清除分泌物及坏死组织,控制感染,促进伤口愈合的目的。

1) 操作步骤

(1) 操作者戴好口罩、帽子,洗手。

(2) 向患者解释,必要时用周围屏风进行遮挡,协助取舒适体位并保暖。

(3) 取下敷料,揭去胶布,先用手取下外层敷料,再用镊子取下内层敷料(如内层敷料粘贴在伤口上,应用生理盐水将敷料浸湿后再揭除敷料)取下敷料放在弯盆内,沾有脓血的一面应向上(图 3-2-2)。

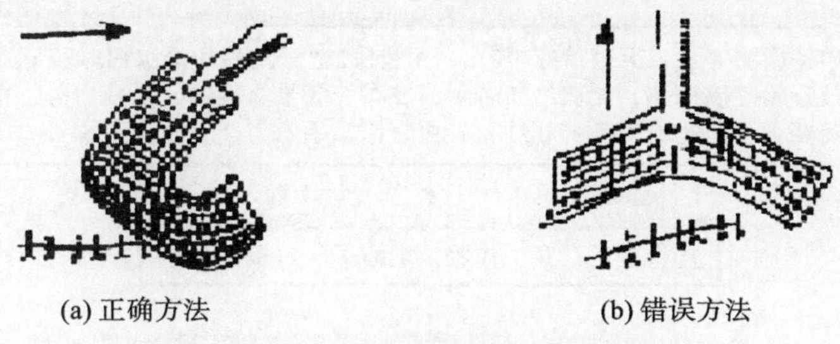

(a) 正确方法 (b) 错误方法

图 3-2-2 揭除伤口内层敷料的方法

(4) 伤口的清洁、消毒和处理:首先用 70% 乙醇棉球由内向外消毒伤口周围皮肤,感染伤口由外向内消毒,再用生理盐水棉球沾吸除去伤口内分泌物及脓液,由中央到边缘,用剪刀去除伤口内异物、坏死组织等。根据需要进行伤口冲洗、置放引流物或创面用药。

(5) 覆盖无菌敷料并包扎固定:先用凡士林纱布或其他纱条覆盖创面,再用干纱布覆盖,擦去胶布痕迹,以胶布固定敷料。必要时以绷带或多头带包扎固定。

(6) 伤口愈合后应及时拆线,具体方法见图 3-2-3。

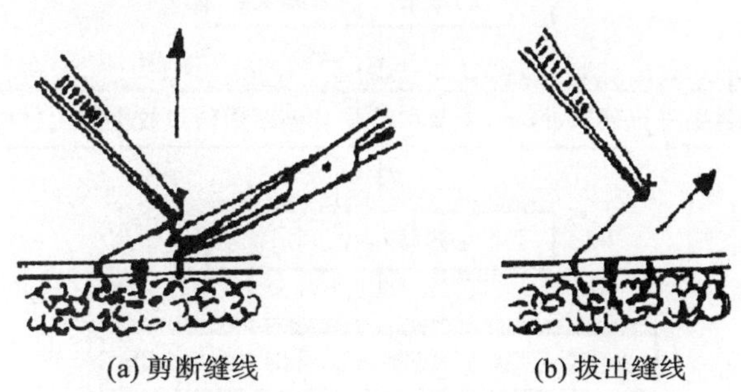

(a) 剪断缝线 (b) 拔出缝线

图 3-2-3 拆线方法

(7) 换药后要安置好患者，妥善处理污物，如消毒或焚烧。器械类予以药液浸泡消毒后洗涤，灭菌后备用。洗手后做好换药情况记录。

2) 注意事项

(1) 严格遵守无菌操作原则，避免医源性感染或交叉感染。

(2) 根据伤口情况安排换药顺序：先换清洁伤口，再换污染伤口，最后换感染伤口。特异性感染伤口，如破伤风、气性坏疽等感染伤口应专人换药，用过的器械单独消毒、灭菌，换下的物品立即焚烧。

(3) 换药动作轻柔，注意保护健康肉芽组织和上皮，冬天注意保暖。

(4) 观察伤口变化情况，合理选择引流物。

(5) 换药时间依伤口情况和分泌物的多少而定。一期缝合伤口，术后 2～3 天换药 1 次，如无感染至拆线时再换药；分泌物不多，肉芽组织生长良好的伤口，每日或隔日换药 1 次；脓性分泌物多、感染重的伤口，每日 1 次或数次。

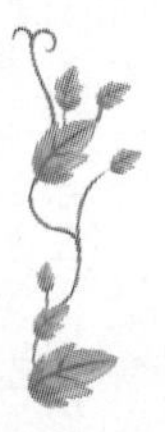

二、操作流程

清创术与更换敷料操作流程见图 3-2-4。

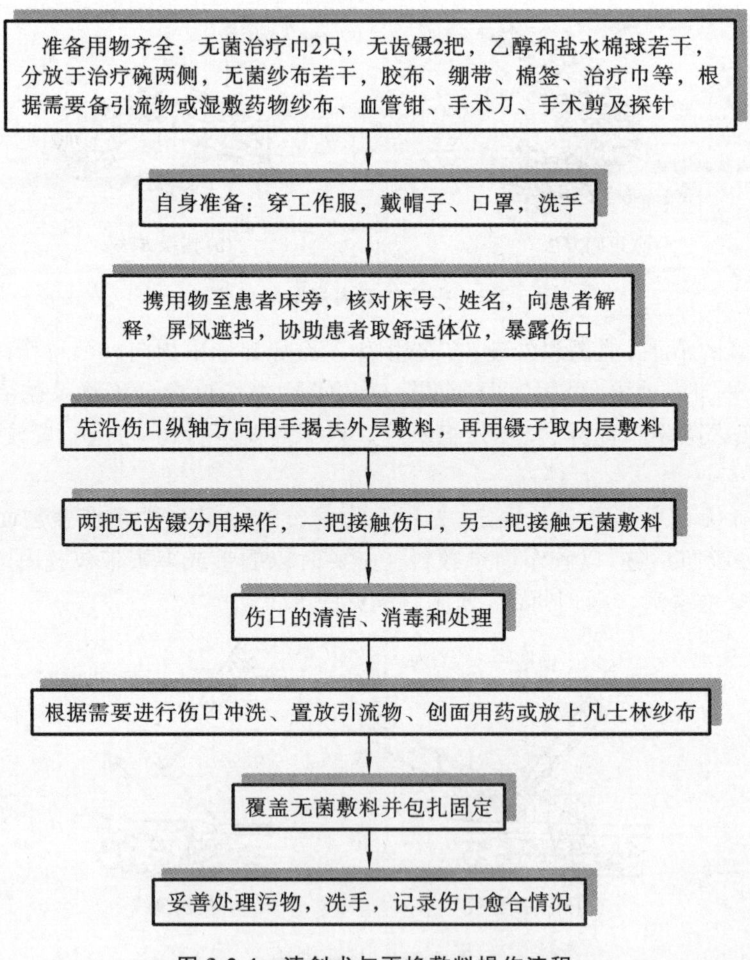

图 3-2-4　清创术与更换敷料操作流程

项目四
普外科常用护理技术

任务一　普通引流管的护理技术

外科普通引流管一般在术中由医师安置在恰当的部位，主要引流液体（消化液、腹腔液、脓液、切口渗出液）至体外，以降低局部压力、减少感染、促进愈合。因此，应加强引流管的护理，及时发现并积极预防术后并发症的发生，使患者尽快恢复健康。

一、实训方法

【实训时间】

1 学时。

【实训目标】

1. 知识目标

(1) 熟悉腹腔普通引流管的种类和安置部位。

(2) 掌握腹腔普通引流管的护理要点和注意事项。

2. 技能目标

(1) 能独立完成腹腔普通引流管护理的操作方法。

(2) 能熟练掌握腹腔普通引流管引流要点及注意事项。

(3) 能熟悉腹腔普通引流管的用物准备与临床意义。

3. 素质目标

(1) 能严肃认真地对待和积极地实施本项目。

(2) 能以高度负责的态度对待护理操作，防止外科普通引流管引流堵塞导致继发感染。

【实训方式】

(1) 通过观看视频，了解腹腔普通引流管安置的方法与部位。

(2) 教师示腹腔普通引流管的护理方法，学生观摩。

(3) 学生分组练习，教师巡回指导。

(4) 根据学生练习情况进行总结。

【用物准备】

用物放置治疗车上并摆放有序。常用用物：治疗盘 1 个、血管钳 1 把、一次性引流袋1只、弯盘2个(内装无齿钳一把、纱布一块)、胶布、别针、污物筒、5%PVP(聚乙烯吡咯烷酮)碘液、棉签等。

【实训步骤】

(1) 衣帽整齐,洗手,戴口罩。

(2) 将准备好的物品放在治疗车上,携用物来到患者床旁,核对、解释。

(3) 给患者摆合适体位(平卧位或低半卧位)。

(4) 检查伤口,松开别针,注意保暖。

(5) 检查无菌引流袋,将引流袋挂于床旁。

(6) 挤压引流管,并用血管钳在引流管尾端上 3 cm 处夹紧。

(7) 用 5%PVP 碘棉签消毒引流管连接处,先以接口为中心,环行消毒,然后向接口以上及以下各纵行消毒 2.5 cm。

(8) 用左手取消毒纱布捏住连接处的引流管部分,脱开连接处。

(9) 再用 PVP 碘棉签消毒引流管的管口。

(10) 连接无菌引流袋,松开血管钳,并挤压引流管,观察是否通畅,将引流管用别针固定于床单上。

(11) 整理用物,妥善安置患者。

(12) 严格记录引流液的量和性质。

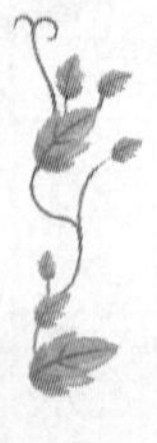

【注意事项】

(1) 严格无菌操作,保持一次性引流袋位置低于引流部位,一次性引流袋可每周更换 1～2 次(引流液有性状、颜色改变的需每日更换)。

(2) 保持引流管通畅,定时挤压,避免引流管折叠,扭曲。

(3) 观察引流液的量、性状、色泽变化,分析其与病情是否相符,每日记录,发现异常及时与医生联系。

(4) 引流管妥善固定,以防滑脱,患者活动时勿将引流管拉脱。

(5) 负压引流瓶更换方法相同。

二、操作流程

普通引流管的护理操作流程见图 4-1-1。

任务二　T 型管引流的护理技术

T 型引流管主要用于胆道狭窄、胆道探查、胆管结石、急性梗阻性胆管炎、胆肠吻合等胆道疾病手术,T 型管引流的主要目的是引流胆汁、降低胆道压力、防止胆汁渗漏感染;同时可促进炎症的消退,利于愈合,防止胆道狭窄、梗阻等并发症发生。因此,做好 T 型管的护理对于保证手术成功,预防并发症的发生具有重要的作用。

一、实训方法

【实训时间】

1 学时。

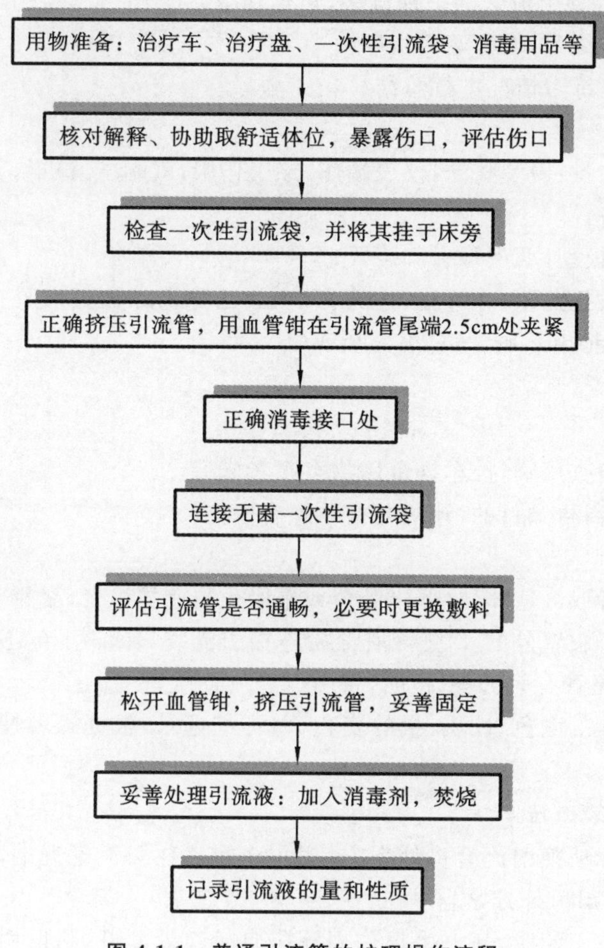

图 4-1-1 普通引流管的护理操作流程

【实训目标】

1. 知识目标

(1) 熟悉 T 型管引流的目的与用物准备。

(2) 掌握 T 型管引流的操作方法和护理要点。

2. 技能目标

(1) 能做好 T 型管引流操作的用物准备。

(2) 能独立完成 T 型管引流护理的操作方法。

(3) 能熟练掌握 T 型管引流操作要点及注意事项。

3. 素质目标

(1) 能严肃认真地对待和积极地实施本项目。

(2) 能以高度负责的态度对待护理操作，防止 T 型管引流堵塞导致继发感染。

【实训方式】

(1) 通过观看视频，了解 T 型引流管安置的方法与部位。

(2) 教师示 T 型引流管的护理方法，学生观摩。

(3) 学生分组练习，教师巡回指导。

(4) 根据学生练习情况进行总结。

【用物准备】

(1) 操作者准备：着装整洁，仪表端庄，穿工作服，戴帽子、口罩，剪指甲。

(2) 用物准备：

① 实验人体模型(T 型管引流装置)。

② 操作用物：托盘 1 只、弯盘、小药杯(内放乙醇棉球数只)、胶布或别针、橡胶单与治疗巾(一次性垫巾)、血管钳、引流袋或瓶。

【实训步骤】

1. 操作步骤

(1) 备齐并检查用物，推车携带用物至患者床旁。

(2) 核对患者，告知目的，评估并指导患者。

(3) 洗手，戴口罩。

(4) 协助患者取舒适体位(低半卧位或平卧位)，遮挡患者，暴露 T 型管及右腹壁。

(5) 将固定于腹壁外的 T 型管消毒后连接引流袋，保证引流袋低于 T 型管引流口平面。查看引流管有无折叠、扭曲，将引流袋放置恰当位置。

(6) 观察胆汁的颜色、性质、量的变化，并详细记录，根据患者情况每天或隔日更换引流袋。

2. 更换引流袋方法

(1) 铺垫巾于所换引流管口处下方，用止血钳夹住引流管近端，将新引流袋检查后挂于患者床边，出口处拧紧。

(2) 一手捏住引流管，另一手捏住引流袋自接口处断开，将旧引流袋放于医用垃圾桶中，消毒引流管口周围(先以接口为中心，环行消毒，然后向接口以上及以下各纵行消毒 2.5 cm)，将新的引流袋与引流管连接牢固。

(3) 打开止血钳，观察有无引流液引出，并妥善固定。

(4) 协助患者取舒适的引流体位，观察、整理用物。

(5) 洗手，再次核对患者，交代注意事项，记录。

【注意事项】

(1) 严格无菌操作，保持胆道引流管通畅。

(2) 妥善固定好 T 型管管口，操作时防止牵拉，以防 T 型管脱落。

(3) 注意观察及保护引流管口周围皮肤，如有胆汁侵蚀，局部可涂氧化锌软膏保护。

(4) 需行二期手术或终身带管者，可带管出院。指导患者下床活动时，可将引流袋吊在小腿旁，无论何时不可使其高于腹壁切口引流位置，防止逆行感染。

(5) 术后 2 周左右应注意有无胆道出血。

(6) 保持心情愉快，避免情绪激动。

(7) 若出现腹痛、发热、黄疸、厌油等症状，应立即就医。

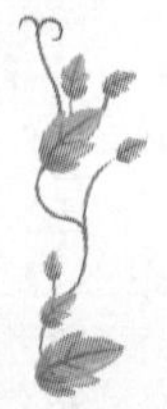

二、操作流程

T 型管引流患者的护理操作流程见图 4-2-1。

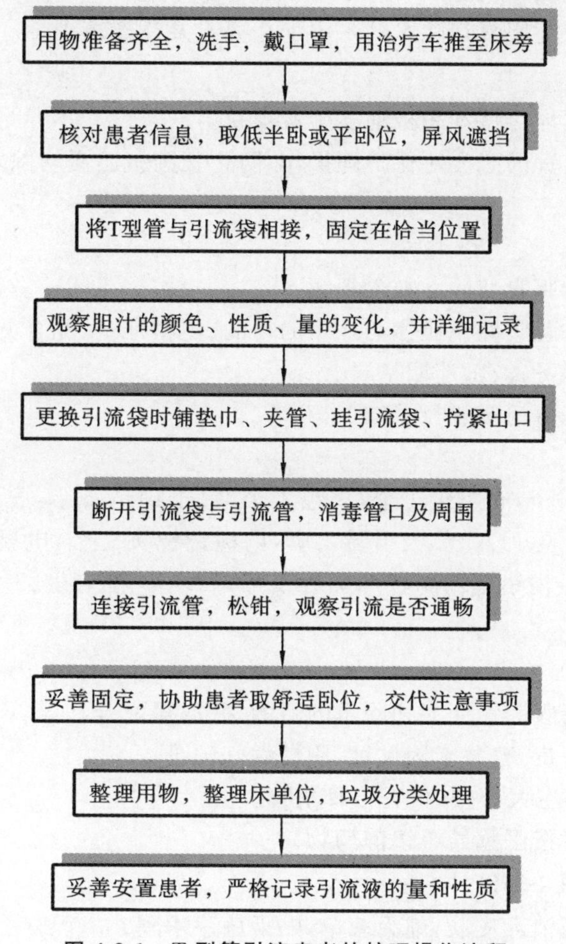

图 4-2-1　T 型管引流患者的护理操作流程

任务三　腹腔镜胆囊切除术的术中配合护理

腹腔镜胆囊切除术(LC)是胆道外科常用的手术，具有创口小、疼痛轻、恢复快、住院时间短、出血少等优点。手术需时 0.5～1.5 h。良好的术中配合能使手术顺利进行，并能减少并发症。

一、实训方法

【实训时间】

2 学时。

【实训目标】

1. 知识目标

(1) 熟悉腹腔镜胆囊切除术的优点与适应证。

(2) 掌握腹腔镜胆囊切除术的术前准备与术中配合。

2. 技能目标

(1) 能独立完成腹腔镜胆囊切除术的用物准备。

(2) 能掌握腹腔镜胆囊切除术的术中配合要点及注意事项。

3. 素质目标

(1) 能严肃认真地对待和积极地实施本项目。

(2) 能以高度负责的态度对待护理操作,防止腹腔镜胆囊切除术操作不当导致并发症的产生。

【实训方式】

(1) 观看腹腔镜胆囊切除术教学视频。

(2) 教师示教讲解腹腔镜胆囊切除术的目的、用物准备、配合方法,学生观摩。

(3) 学生分组练习,教师巡回指导。

(4) 根据学生练习情况进行总结。

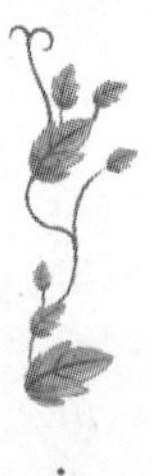

【用物准备】

腹腔镜器械包 1 个,布类包 1 个,衣包 1 个,镊子罐包 1 个,腹腔镜特殊器械包 1 个,腹腔镜机组 1 套,电刀 1 套,吸引器 1 套,内窥镜镜头 1 个,电凝线 1 根,无菌手套数副,吸引皮条 1 副,内镜套 2 副,11# 刀片 1 片,“6×7”创口贴 4 片。

【实训步骤】

1. 患者准备

(1) 向患者解释腹腔镜胆囊切除术的目的,并取得配合。

(2) 腹部严格备皮,普鲁卡因试敏,阴性做好记录。

(3) 术前 2 h 排空大小便,检查当日禁食。

(4) 术前半小时按医嘱给予镇静药物。

2. 术中配合(图 4-3-1)

(1) 按开腹常规消毒皮肤,铺无菌单,贴无菌手术膜。

(2) 器械护士协助安装好吸引器、冷光源导线、气腹管、电凝线、内窥镜镜头。

(3) 建立气腹:术者在脐两侧用巾钳提起腹壁,用 7# 刀柄、11# 刀片沿脐窝下缘做弧形切口(长 1.0 cm)达皮下,置入气腹针。证实气腹针位于游离腹腔,即可将气腹针与气腹机导管连接,气腹机以 1~2 L/min 的速度向腹腔注入 CO_2气体 3000~4000 mL,建立气腹。腹腔内压力维持在 12~14 mmHg,拔出气腹针。同时注意观察患者有无呼吸困难及胸闷等症状,有异常情况及时通知医生。

(4) 两把巾钳提起腹壁,用 10 mm Trocar 经脐部切口垂直旋转穿入腹腔,拔出针芯,将 CO_2 气体导管与该鞘管侧孔连接,腹内 CO_2 气体持续维持在 12~14 mmHg。将腹腔镜头经鞘管插入腹腔,观察腹腔与胆囊情况。在剑突下 2~4 cm 处,以 10 mm Trocar 针穿刺,右腋前线和右锁骨中线肋缘下 2~3 cm 处两处穿刺孔,用尖刀片切 5 mm 小口,置入 5 mm 穿刺锥。上述操作均在腹腔镜监视下进行,穿刺成功后拔出针芯,剑突下穿刺孔放入电钩、剪刀。右锁骨中线肋缘下和右腋前线肋缘下,穿刺孔放入无损伤胆囊钳。

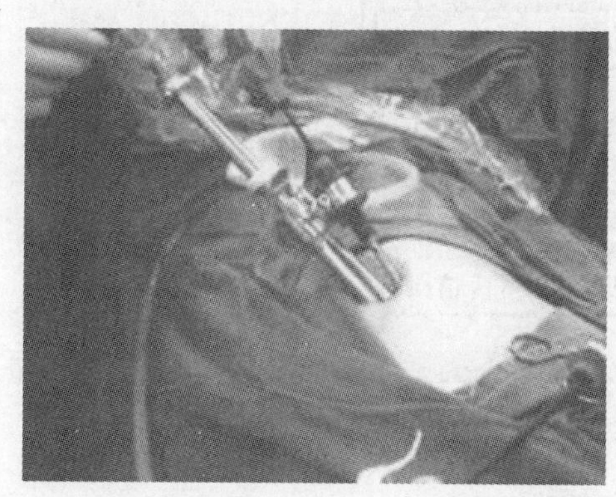

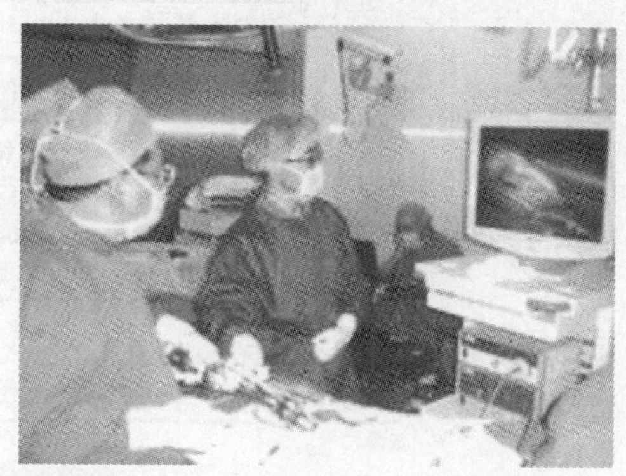

图 4-3-1　腹腔镜手术

(5) 解剖胆囊三角。术者用左手持无损伤胆囊钳钳夹胆囊体部，右手持分离钳分离，电切或电凝周围组织，依次显露胆囊管、肝总管、胆总管、胆囊动脉，用钛夹夹闭胆囊管(近端 2 枚，远端 1 枚)，用剪刀剪断胆囊管。用钛夹夹闭胆囊动脉，用剪刀剪断胆囊动脉，其远端电凝止血。

(6) 分离胆囊床。术者用无损伤胆囊钳夹持已分离的胆囊颈部，用电钩分离胆囊床，将胆囊切除。电灼器止血，必要时冲洗胆囊床及胆囊三角，仔细检查有无出血及胆漏，吸尽残留液体。

(7) 将胆囊抓钳从剑突下 10 mm 鞘管内插入，抓住胆囊残端，连同鞘管一同拔出。若胆汁过多，胆结石过大，不易取出，则用大弯血管钳撑大切口，将胆囊部分腹壁外剪开，吸尽胆汁，用取石钳取出胆石，然后再取出胆囊。

(8) 术后协助排出腹腔的气体，必要时放置引流管，皮肤切口处用创口贴贴敷。

(9) 术后整理用物，消毒器械。

3. 术后护理

(1) 观察生命体征、腹痛、腹胀情况，识别有无感染、出血等术后并发症。

(2) 无特殊情况卧床休息 24 h 后可下床活动，4 h 后可进流质饮食。

【注意事项】

(1) 术前：严格备皮，彻底清洁脐部；术前三天低脂饮食，防术后肠胀气；术前加强心理护理，保证充足睡眠，必要时遵医嘱口服安定等镇静药物。

(2) 术中：密切观察手术进展，及时准确传递手术器械；及时发现并积极配合医师处理并发症。

(3) 术后进行正确的健康指导。

二、操作流程

腹腔镜胆囊切除术的术中配合护理操作流程见图 4-3-2。

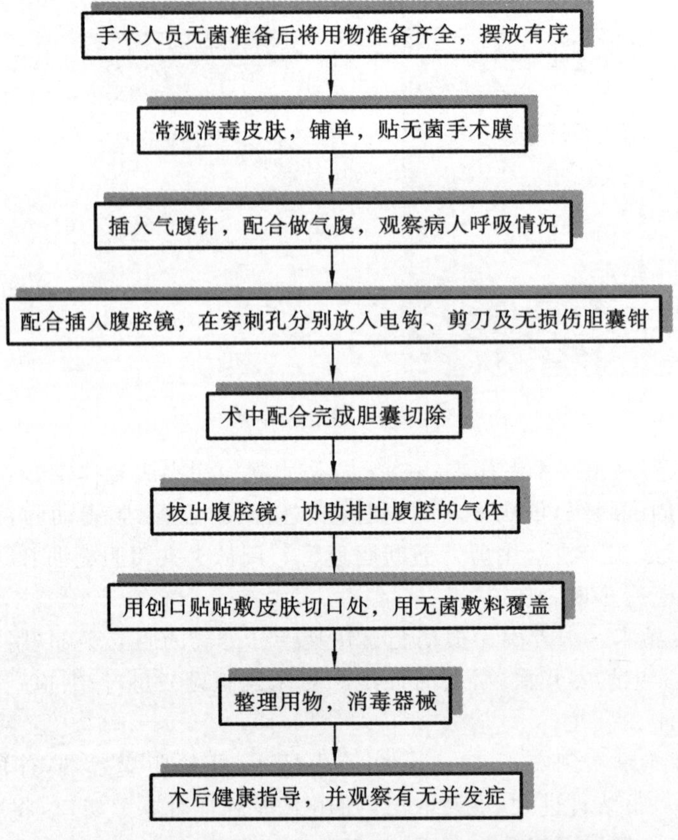

图 4-3-2　腹腔镜胆囊切除术的术中配合护理操作流程

任务四　胃肠减压护理技术

胃肠减压术是普外科常用的护理操作技术，其目的是引流胃内积液及胃肠道内积气，减轻腹胀及缝合口张力，利于伤口的愈合。胃肠减压术是利用负压吸引原理，将胃肠道积聚的气体和液体吸出，以降低胃肠道内压力，改善胃肠壁血液循环，以利于炎症的局限，促进伤口愈合和胃肠功能恢复的一种治疗方法。

一、实训方法

【实训时间】

1 学时。

【实训目标】

1. 知识目标

(1) 熟悉胃肠减压术的适应证和目的。

(2) 掌握胃肠减压术的用物准备和操作要领。

(3) 掌握胃肠减压患者的护理要点。

2. 技能目标

(1) 能独立完成胃肠减压的操作。

(2) 能熟练掌握胃肠减压技术的操作要点。

(3) 熟悉胃肠减压技术的用物准备与胃肠减压技术的临床意义。

3. 素质目标

(1) 能严肃认真地对待和积极地实施本项目。

(2) 能以高度负责的态度对待护理操作,防止操作失败。

【实训方式】

(1) 观看胃肠减压术的相关视频。

(2) 教师在模拟人身上进行示教胃肠减压技术的操作方法,学生认真观摩。

(3) 学生在实训室分组练习,教师巡回指导。

(4) 教师根据学生练习情况进行总结和评价。

【用物准备】

治疗盘内放治疗碗 2 个(1 个内盛温水,1 个内放胃管、液体石蜡、纱布、注射器)、弯盘、纱布块、橡胶单、治疗巾、手套、听诊器、棉签、别针、负压盒、胶布、治疗卡(上写床号、姓名、执行时间)、记录本、笔和表。

【实训步骤】

(1) 携用物至患者床旁,核对患者床号、姓名。

(2) 向患者解释操作的目的,取得合作。

(3) 协助患者取合适卧位(昏迷患者头稍后仰)颌下垫治疗巾,置弯盘于口角旁,棉签清洁鼻孔,戴手套。

(4) 检查胃管是否通畅,测量插管长度(耳垂至鼻尖再至剑突下的长度,一般为 45～55 cm)。

(5) 润滑胃管前端,右手持胃管前端,沿一侧鼻孔缓慢插入,到咽喉部(15 cm)时,嘱患者做吞咽动作,同时将胃管送至所需长度,暂用胶布固定于鼻翼处。

(6) 检验胃管是否在胃中。

(7) 将胃管用胶布固定于面颊部,接负压盒,用别针固定负压盒于床单上,调节负压,保持压力为 5 kPa。

(8) 观察患者的反应及引流液的性质、颜色和量,并记录。

(9) 整理床单位及用物,洗手。

【注意事项】

(1) 妥善固定胃肠减压装置,防止变换体位时加重对咽部的刺激,以及胃管受压、脱出影响减压效果。

(2) 观察引流物的颜色、性质、量,并记录 24 h 引流总量。

(3) 留置胃管期间应当加强患者的口腔护理。

(4) 胃肠减压期间,注意观察患者水、电解质平衡及胃肠功能恢复情况。

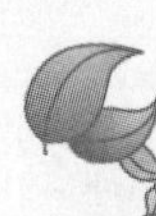

二、操作流程

胃肠减压护理技术操作流程见图 4-4-1。

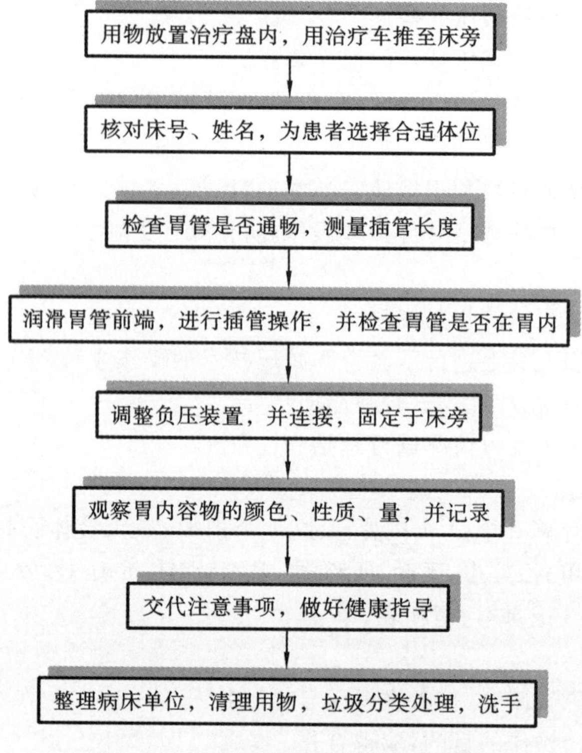

图 4-4-1　胃肠减压护理技术操作流程

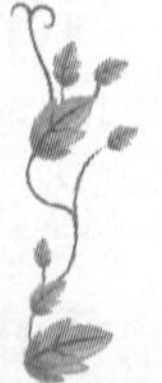

任务五　腹腔穿刺术的配合护理

腹腔穿刺术是借助穿刺针直接从腹前壁刺入腹膜腔的一项诊疗技术。其目的：抽取腹水进行化验检查，明确腹水的性质，协助诊断；放出适量的腹水，减轻腹腔的压力，缓解压迫症状；腹腔内注入药物，达到直接治疗和提高治疗效果的作用。

一、实训方法

【实训时间】

1 学时。

【实训目标】

1. 知识目标

(1) 熟悉腹腔穿刺术的适应证。

(2) 掌握腹腔穿刺术的术前准备与术中配合。

2. 技能目标

(1) 能独立完成腹腔穿刺术的用物准备。

（2）能掌握腹腔穿刺术配合要点及注意事项。

3. 素质目标

（1）能严肃认真地对待和积极地实施本项目。

（2）能以高度负责的态度对待护理操作，防止操作失误。

【实训方式】

（1）播放腹腔穿刺术的相关视频。

（2）教师在模拟人身上示教腹腔穿刺术的配合方法，学生认真观摩。

（3）学生在实训室分组练习，教师巡回指导。

（4）根据学生练习情况进行总结和评价。

【用物准备】

（1）常规消毒治疗盘1套。

（2）腹腔穿刺包：内有弯盘、治疗碗、小药杯、止血钳、组织镊、5 mL注射器、6号及7号针头、腹腔穿刺针、洞巾、纱布、棉球、培养瓶、持针器、缝针、缝线等。

（3）其他用物：无菌手套、30 mL注射器、消毒长橡皮管（70～80 cm）、酒精灯、火柴、腹带、皮尺、盛腹水的容器、1%普鲁卡因10 mL；另备无菌手术剪、刀。

【实训步骤】

（1）携用物至患者床旁，核对患者床号、姓名。

（2）向患者说明穿刺的目的和注意事项，以解除患者的顾虑，取得其合作。

（3）屏风遮挡患者，协助患者排空尿液，以免穿刺时误伤膀胱。

（4）根据病情，安排适当的体位，如坐位或半卧位。协助患者解开上衣，松开腰带，暴露腹部，背部铺好腹带，腹下部系好橡皮布及治疗巾。

（5）如大量放腹水，应在放液前测量体重、血压、脉搏。盛腹水的容器放于适当位置。

（6）穿刺部位定位：宜取脐与左髂前上棘连线的内2/3与外1/3交界处或取脐与耻骨联合连线中点，左右旁开1～1.5 cm（图4-5-1、图4-5-2）。

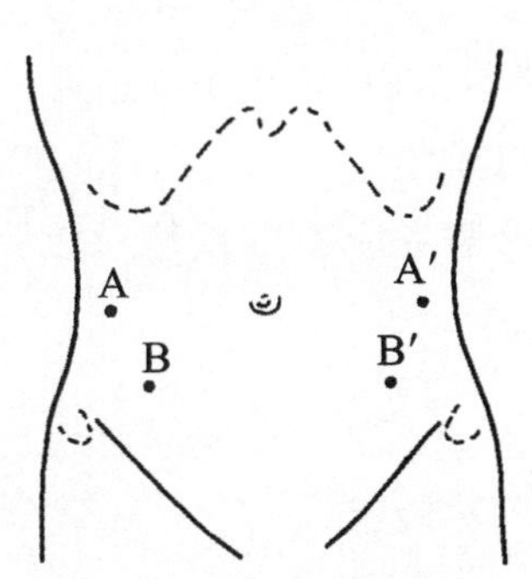

图4-5-1　腹腔穿刺进针部位

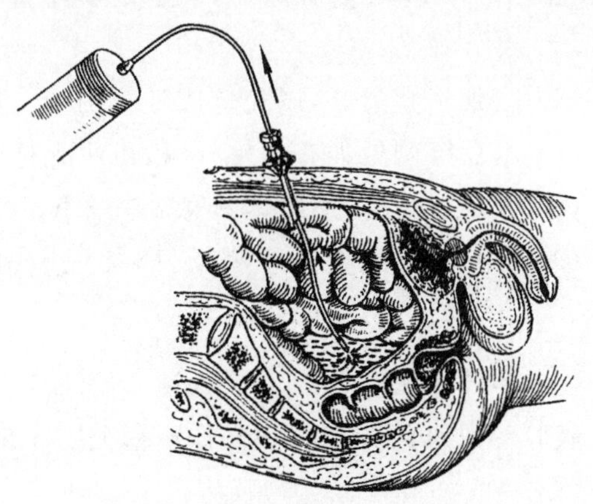
图4-5-2　诊断性腹腔穿刺抽液方法

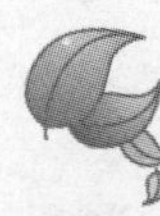

（7）打开穿刺包，协助医生常规消毒已选定的穿刺部位。术者戴口罩及无菌手套，铺无菌洞巾，以1%普鲁卡因自皮肤至腹膜壁层行浸润麻醉。用穿刺针自局麻点刺入皮下，徐徐刺入腹腔后，先用注射器取少许腹水，留取标本做常规检查及培养。须放液时，在针栓部接上已消毒的橡皮管，引腹水入容器中。

（8）大量放液速度不可过快，液量不宜过多，随着腹水的流出，将腹带自上而下逐渐束紧，以防腹内压骤降而发生虚脱或休克。需注射药物时，将药液注入腹腔内。

（9）腹腔穿刺和放液过程中，应密切观察病情，如患者出现面色苍白、出汗、心悸、头晕、恶心等症状，应立即停止放液，卧床休息，必要时采取紧急措施。

（10）穿刺完毕，拔出穿刺针后，局部用碘酊、75%乙醇消毒，覆盖无菌纱布，以胶布固定，测量腹围，束紧腹带，协助患者平卧。如果用切口穿刺放液，完毕后应协助医生缝合切口，再次对局部进行消毒后用纱布覆盖切口，并用胶布固定，测量腹围，束紧腹带。

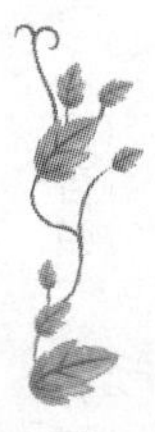

（11）整理用物，并详细记录腹水的量、性质、颜色，及时送检。

【注意事项】

（1）严格按照无菌操作规程进行操作，防止感染。

（2）穿刺点应视病情及需要而定，急腹症时穿刺点最好选择在压痛点及肌紧张最明显的部位。

（3）勿在腹部手术瘢痕部位或肠袢明显处穿刺，妊娠时应在距子宫外缘 1 cm 处穿刺。

（4）少量腹水进行诊断性穿刺时，穿刺前宜令患者先侧卧于拟穿刺侧 3～5 min。对腹水量多者，进行腹腔穿刺时，应先将其腹壁皮肤向下、向外牵拉，然后穿刺，拔针后可使皮肤针眼与腹肌针眼错开，以防腹水沿针眼外溢。

（5）大量放腹水可能引起水、电解质紊乱及血浆蛋白质大量丢失。因此初次放液不宜超过 3000 mL（如有腹水回输设备则不在此限）。血性腹水留取标本后应停止放液。

（6）腹带不宜过紧，以免造成呼吸困难。

（7）术后穿刺处如有腹水外溢，可用火棉胶涂抹，及时更换敷料，防止伤口感染。

（8）大量放液者，应卧床休息 8～12 h，并密切观察病情变化。

（9）有粘连型结核性腹膜炎、卵巢肿瘤、包囊虫病、动脉瘤者应慎行或禁忌腹腔穿刺。

二、操作流程

腹腔穿刺术的配合护理操作流程见图 4-5-3。

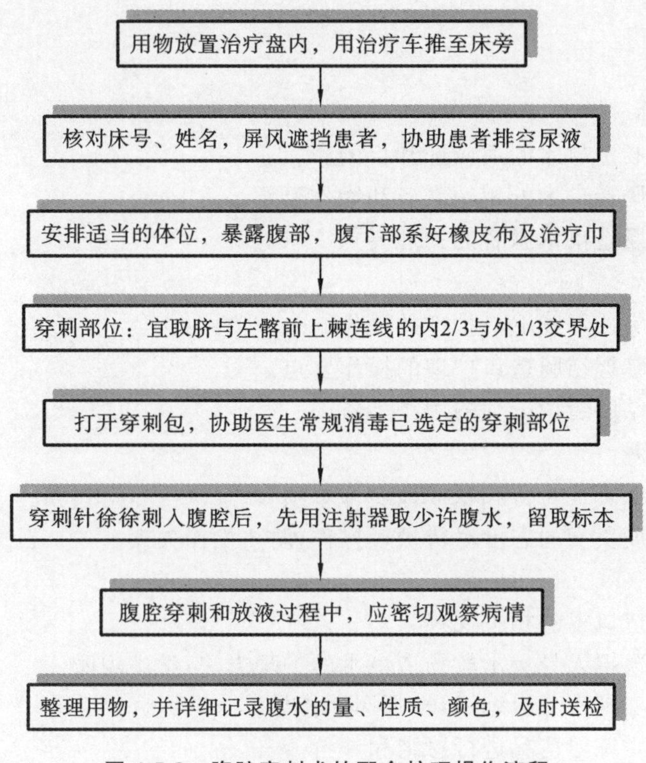

图 4-5-3　腹腔穿刺术的配合护理操作流程

任务六　结肠造口护理技术

结肠造口是指外科医生为了治疗某些肠道疾病(如直肠癌、溃性结肠炎等)而在患者腹壁上所做的人为开口,并将一段肠管拉出开口外,翻转缝于腹壁,从而形成了肠造口(图 4-6-1)。其作用就是代替肛门行使排便功能。加强对结肠造口的护理,能有效地预防并发症,提高患者的生存质量。

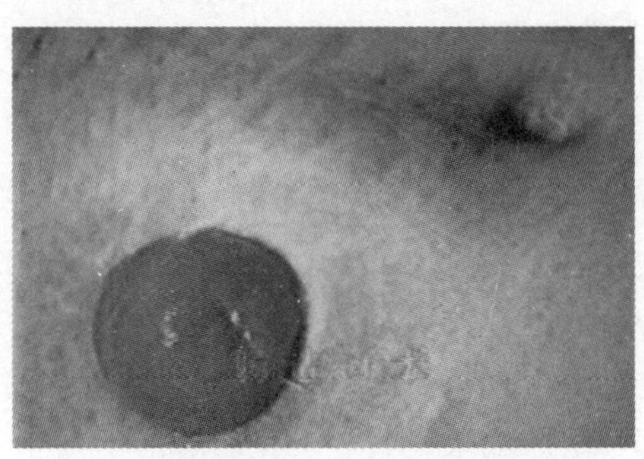

图 4-6-1　结肠造口

一、实训方法

【实训时间】

2 学时。

【实训目标】

1. 知识目标

(1) 熟悉结肠造口术的适应证和目的。

(2) 掌握结肠造口术的用物准备和操作要领。

(3) 掌握结肠造口术患者的护理要点。

2. 技能目标

(1) 能独立完成结肠造口护理的操作。

(2) 能熟练掌握结肠造口护理的操作要点。

(3) 能熟悉结肠造口护理的用物准备。

3. 素质目标

(1) 能严肃认真地对待和积极地实施本项目。

(2) 能以高度负责的态度对待护理操作,防止操作失误。

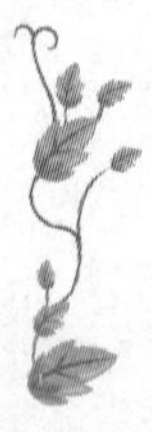

【实训方式】

(1) 播放肠造口术的相关视频。

(2) 教师在模拟人身上示教肠造口术的护理方法,学生观摩。

(3) 学生在实训室分组练习,教师巡回指导。

(4) 根据学生练习情况进行总结和评价。

【用物准备】

橡胶手套、造口袋、治疗碗(内盛温开水)、纱布、剪刀、氧化锌软膏、屏风。

【实训步骤】

(1) 携用物至患者床旁,核对患者床号、姓名。

(2) 向患者解释操作的目的,取得合作。

(3) 保持病室环境安静、整洁,屏风遮挡,协助患者取合适卧位。

(4) 戴手套,由上至下撕开已用的造口袋,撕开时注意保护造口周围的皮肤,防止损伤。

(5) 观察造口袋内排泄物情况。

(6) 用纱布蘸取温开水清洁造口及周围皮肤,并观察造口及周围皮肤情况。

(7) 修剪造口袋底盘。

(8) 待造口周围皮肤晾干后,由下至上将造口袋贴在造口上,造口袋底盘与造口黏膜保持适当空隙(1～2 mm)以免引起不适或出血,夹好便袋夹。

(9) 协助患者整理衣物及床单位,询问患者有无不适。

(10) 向患者交代注意事项及造口袋的使用方法,嘱养成定时排便的习惯等。

(11) 整理用物,洗手,做好记录。

【注意事项】

(1) 观察造口肠黏膜的血液循环,肠造口有无回缩、出血及坏死。

（2）术后早期勤换药，肠管周围用凡士林纱布保护，直至切口完全愈合。

（3）使用造口袋后，应观察造口袋内液体的颜色、性质和量，如造口袋内有气体及排泄物，说明肠蠕动恢复，可开始进流质饮食。

（4）造口处拆线后，每日扩张造口 1 次，防止造口狭窄。

（5）保护造口周围皮肤，减少肠液的刺激及湿疹的出现，常用氧化锌软膏或防漏膏保护皮肤。

（6）便袋内容物超过三分之一时应将便袋取下清洗，更换另一便袋。

（7）使用前清洁造口及周围皮肤并用软纸擦干。揭去胶片外面的保护纸，胶片贴于造口位置，轻压胶片环及其周围，使其紧贴皮肤。用防水纸胶贴于胶片周围，防止洗澡时水渗入胶片内。

二、操作流程

结肠造口护理操作流程见图 4-6-2。

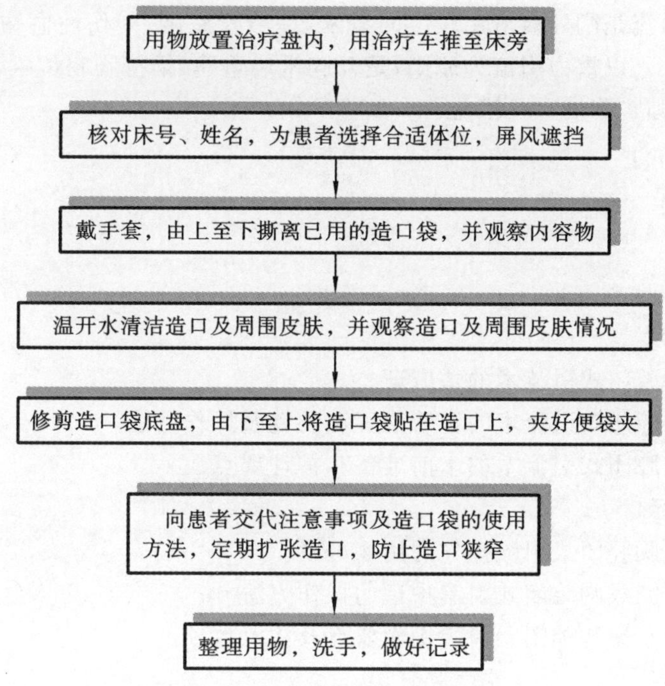

图 4-6-2　结肠造口护理操作流程

项目五
胸外科常用护理技术

任务　胸腔闭式引流护理技术

胸腔闭式引流是胸外科应用较广的技术，是治疗脓胸、外伤性血胸、气胸、自发性气胸的有效方法。以重力引流为原则，是开胸术后重建、维持胸腔负压、引流胸腔内积气和积液、促进肺扩张的重要措施。

一、实训方法

【实训时间】

2 学时。

【实训目标】

1. 知识目标

（1）了解胸腔闭式引流术的适应证。

（2）熟悉胸腔闭式引流术的置管位置和装置及操作方法。

（3）掌握胸腔闭式引流术的术前准备和护理要点。

2. 技能目标

（1）能做好胸腔闭式引流操作的用物准备。

（2）能独立完成胸腔闭式引流护理的操作方法。

（3）能熟练掌握胸腔闭式引流操作要点及注意事项。

3. 素质目标

（1）能严肃认真地对待和积极地实施本项目。

（2）能以高度负责的态度对待护理操作，防止操作失误。

【实训方法】

（1）播放胸腔闭式引流术的相关视频。

（2）教师在模拟人身上示教胸腔闭式引流术的护理方法，学生观摩。

（3）学生在实训室分组练习，教师巡回指导。

（4）根据学生练习情况进行总结和评价。

【用物准备】

治疗车、治疗盘、治疗巾、消毒水封瓶，弯盘 2 只（一底一盖，内装无齿镊 2 把），

PVP 碘棉球 3 颗(或 2%碘酊、75%乙醇棉球各 3 个,纱布 1 块),血管钳 2 把,外用生理盐水,开瓶器、胶布、别针、污物筒。

【实训步骤】

(1) 在治疗室内检查消毒日期,打开消毒水封瓶包,检查水封瓶有无破损,连接是否准确(正确的连接方法见图 5-1-1)。

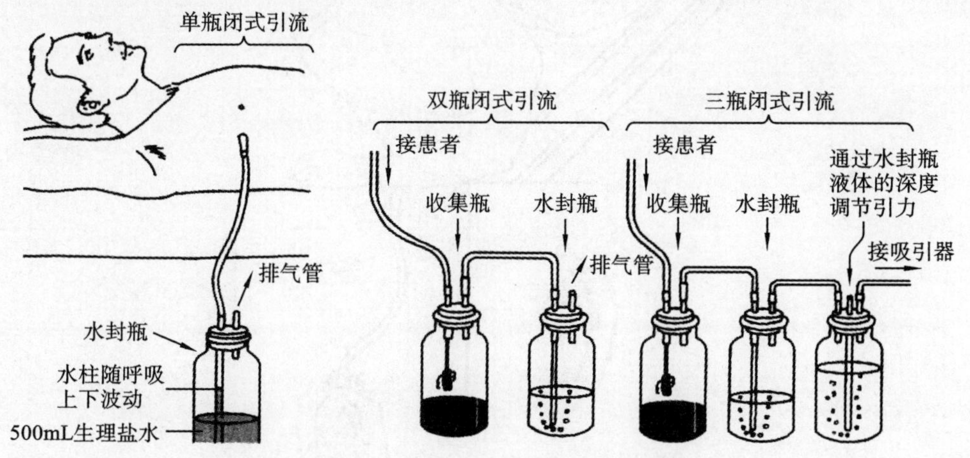

图 5-1-1 胸腔闭式引流管与引流瓶连接方法

(2) 向瓶内倒入外用生理盐水,盖紧瓶塞,长玻璃管置于液面下,保持直立位,并用胶布在瓶外做好水平面标记。

(3) 将所备用物放车治疗车上,推至患者床旁,向患者解释以取得合作。

(4) 检查引流管是否通畅,水柱波动范围,引流液的颜色、性状及量。

(5) 正确放置引流瓶。瓶的位置与胸腔间距为 60～100 cm。

(6) 检查伤口,松开别针注意保暖,挤压引流管,暴露胸腔闭式引流管接口处,并接弯盘用两把血管钳夹住胸腔闭式引流管近端。

(7) 对接口处进行消毒,将闭式引流管与引流长玻璃管上的橡皮管相连。

(8) 检查引流管装置是否正确,放开血管钳,再次挤压胸腔闭式引流管,观察水封瓶内水柱波动情况。密切观察患者的反应。

(9) 让患者取半坐卧位,鼓励患者做深呼吸、有效咳嗽(图 5-1-2)。

(10) 妥善固定,记录,安置患者,用物进行终末处理。

【注意事项】

(1) 严格无菌操作,水封瓶每日更换。

(2) 任何情况下引流瓶不能高于患者胸部。

(3) 保持引流通畅,避免引流管受压、折曲、滑脱及阻塞。

(4) 每日帮助患者适当变动体位,或鼓励患者做深呼吸,使引流充分。

(5) 记录每天引流量(伤后早期每小时引流量)及其性状变化,并酌情做 X 线透视或摄片复查。

(6) 要保持引流系统密封,胸壁伤口在闭式引流管周围要用凡士林纱布包盖严密。如水封瓶破损,要用两把血管钳立即夹住闭式引流管,另换水封瓶。

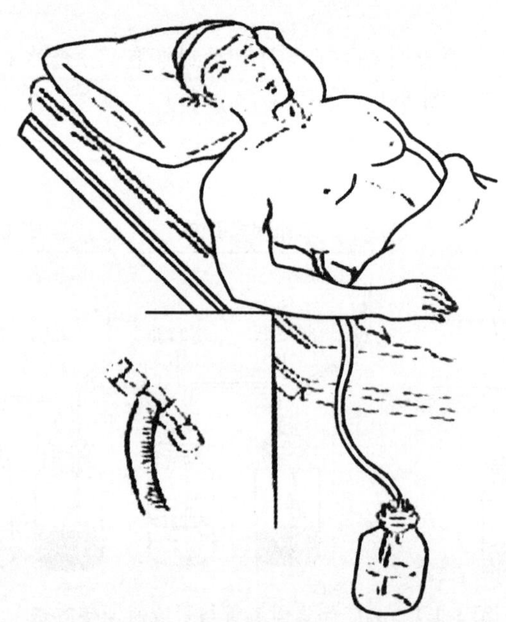

图 5-1-2 胸腔闭式引流

(7) 如患者呼吸改善，引流管无气体排出，8 h 内引流液少于 50 mL，肺基本上恢复了张力，可考虑拔管。

(8) 拔引流管时，应先消毒切口周围皮肤，拆除固定缝线，以血管钳夹住近胸壁处的引流管，用 12～16 层纱布及 2 层凡士林纱布(含凡士林稍多为佳)覆盖引流口处，术者一手按住纱布，另一手握住引流管，迅速将其拔出，并用面积超过纱布的大块胶布，将引流口处的纱布完全封贴在胸壁上，48～72 h 后可更换敷料。

(9) 拔管后要观察患者有无气急情况，皮下气肿或气胸。

【相关知识】

1. 胸腔闭式引流管安放位置

(1) 排气：一般放置在患侧锁中线第 2 肋间；选择质地较软既能引流又可减少局部刺激和疼痛的管径为 1 cm 的塑料管。

(2) 排液：常放置在患侧腋中线和腋后线之间的第 6～8 肋间，选择质地较硬、不易折叠和堵塞且利于引流通畅的管径为 1.5～2 cm 的橡皮管。

(3) 排脓：引流脓液时应放置在脓腔最低位。

2. 一次性引流装置(图 5-1-3、图 5-1-4)

临床上使用一次性胸腔引流瓶或引流袋的方法同上。

二、操作流程

胸腔闭式引流护理操作流程见图 5-1-5。

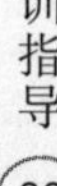

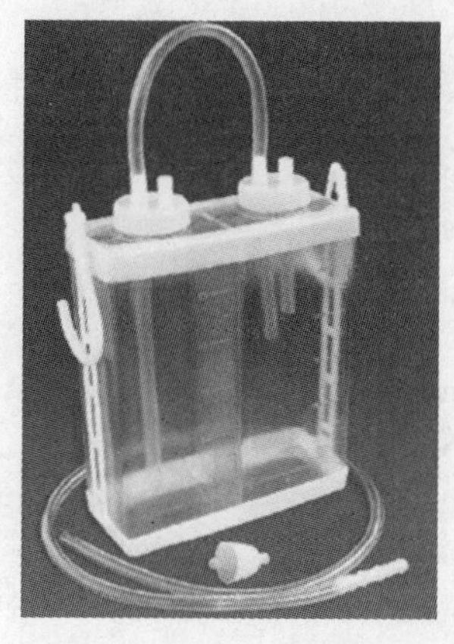

图 5-1-3　一次性胸腔闭式引流瓶

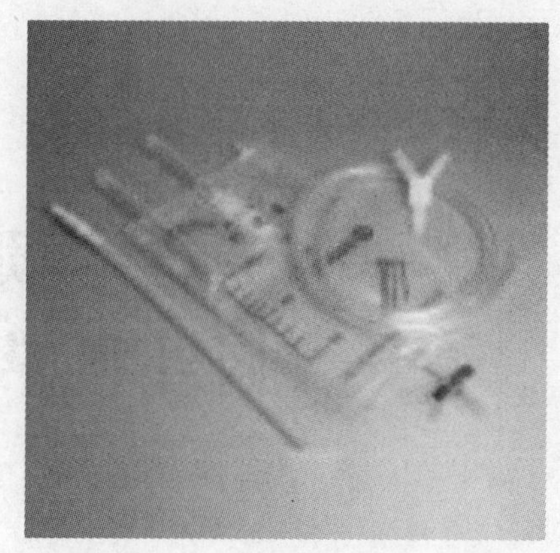

图 5-1-4　一次性胸腔闭式引流袋

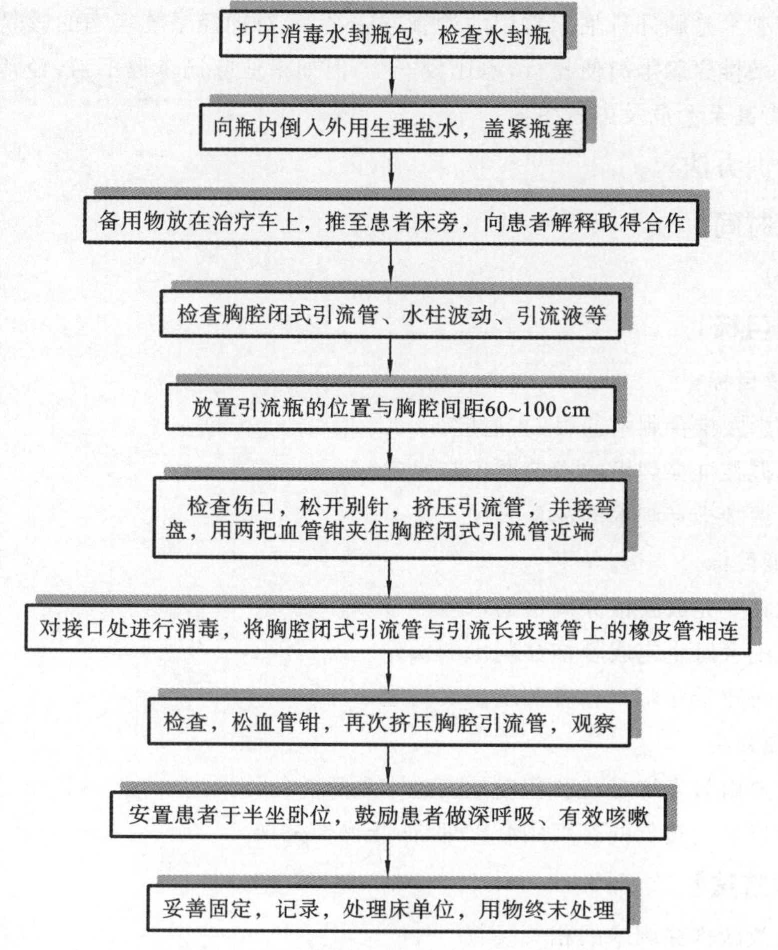

图 5-1-5　胸腔闭式引流护理操作流程

项目六
脑外科常用护理技术

任务一　腰椎穿刺术的术中配合护理

腰椎穿刺术是脑外科临床常用的检查方法之一，对神经系统疾病的诊断和治疗有重要价值。腰椎穿刺术简便易行，也比较安全，但如果适应证掌握不当，轻者可加重原有病情，重者甚至会危及患者生命。

一、实训方法

【实训时间】

1学时。

【实训目标】

1. 知识目标

(1) 熟悉腰椎穿刺术的目的、适应证。

(2) 掌握腰椎穿刺术的术前准备与术中配合。

(3) 掌握腰椎穿刺术的注意事项。

2. 技能目标

(1) 能独立完成腰椎穿刺术的术前准备。

(2) 能配合医生完成腰椎穿刺术的操作。

(3) 能对腰椎穿刺术患者实施正确护理。

3. 素质目标

(1) 能严肃认真地对待和积极地实施本项目。

(2) 能以高度负责的态度用心护理，防止操作失误。

【实训方法】

(1) 播放腰椎穿刺术的相关视频。

(2) 教师在模拟人身上示教腰椎穿刺术的配合方法，学生观摩。

(3) 学生在实训室分组练习，教师巡回指导。

(4) 根据学生练习情况进行总结和评价。

【用物准备】

治疗盘内盛腰椎穿刺包、测压管一套、普鲁卡因、弯盘、皮肤消毒剂、棉签、无菌敷料缸、胶布等。

【实训步骤】

(1) 将用物的治疗车推至患者床旁，核对患者床号、姓名、性别、诊断。

(2) 向患者解释腰椎穿刺术的目的及注意事项。

(3) 术前先做普鲁卡因皮肤过敏试验(如用利多卡因，可免做皮试)。

(4) 患者侧卧于硬板床上，背靠床缘与床面垂直，头部向前胸屈曲，双手抱膝，紧贴胸部使躯干呈弓形。

(5) 取第 3～4 腰椎间隙为穿刺点，协助术者进行皮肤消毒。

(6) 维持患者体位，协助术者进行局部麻醉和穿刺。

(7) 以无菌技术协助术者抽取脑脊液并留取标本，试管贴上检验标签。

(8) 穿刺完成后，协助术者测量脑脊液的压力。

(9) 操作结束，伤口覆盖纱布并固定。

(10) 协助患者去枕平卧，并告知需去枕平卧 6～8 h。

(11) 再次核对标本，及时送检。

(12) 整理用物，分类处理。

(13) 洗手、记录检查时间、过程及患者反应。

【注意事项】

(1) 穿刺时维持好患者的姿势，注意观察患者的反应。

(2) 穿刺后患者必须平卧 6～8 h，防止脑脊液外漏，并监测生命体征。

(3) 穿刺后患者可能会出现头痛、头晕、恶心、呕吐等症状，鼓励患者多饮水，可静脉补充液体或止痛剂并卧床休息，3～5 天后即可缓解。

(4) 观察穿刺部位皮肤，保持伤口敷料干燥，防止感染。

二、操作流程

腰椎穿刺术的术中配合护理操作流程见图 6-1-1。

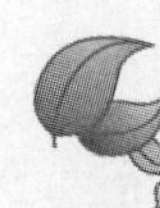

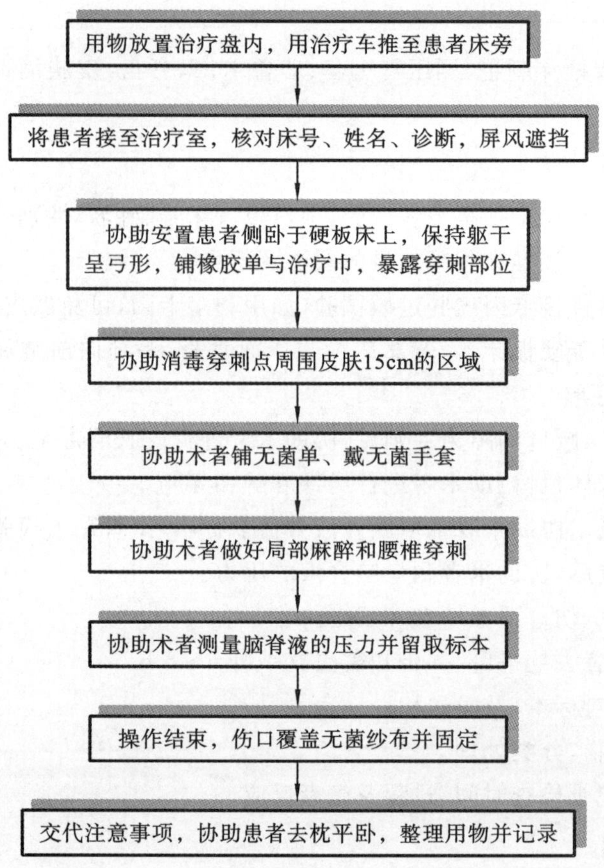

图 6-1-1　腰椎穿刺术的术中配合护理操作流程

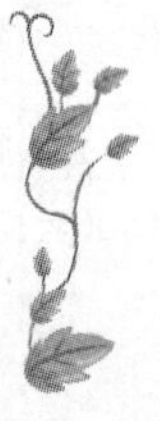

任务二　脑室引流护理技术

脑室持续引流术是经颅骨钻孔行脑室穿刺后或在开颅手术中，将带有数个侧孔的引流管前端置于脑室内，末端外接一无菌引流袋，将脑脊液引出体外的一项技术，是脑外科常用的技术手段。在脑室引流的护理中，应保持引流通畅，防止逆行感染，同时观察脑室引流液的性状、颜色、量，预防并发症的发生。

一、实训方法

【实训时间】

1 学时。

【实训目标】

1. 知识目标

（1）熟悉脑室引流术的目的和适应证。

（2）掌握脑室引流术术中、术后的护理。

2. 技能目标

(1) 能独立完成脑室引流术的术前准备。

(2) 能配合医生完成脑室引流术的操作。

(3) 能对脑室引流术患者实施正确护理。

3. 素质目标

(1) 能严肃认真地对待和积极地实施本项目。

(2) 能以高度负责的态度用心护理,防止操作失误。

【实训方法】

(1) 播放脑室引流术的相关视频。

(2) 教师在模拟人身上示教脑室引流术的护理方法,学生观摩。

(3) 学生在实训室分组练习,教师巡回指导。

(4) 根据学生练习情况进行总结和评价。

【用物准备】

引流袋、引流瓶、消毒液、无齿血管钳、胶布、直尺、无菌手套、棉球、别针、治疗碗(内装纱布、镊子)、治疗巾。

【实训步骤】

(1) 备齐用物,核对医嘱,向患者解释以取得合作。

(2) 洗手,戴口罩。

(3) 与患者沟通,并观察意识、瞳孔、生命体征的变化;观察脑脊液引流量、颜色、性质及引流速度;观察引流部位的伤口敷料。

(4) 暴露引流管与引流袋连接处,引流管下铺治疗巾,置弯盘。

(5) 用血管钳夹紧引流管近段,分离引流管与引流袋接头。

(6) 由内向外消毒引流管口及四周。

(7) 将新的引流袋与引流管相连接。

(8) 松开血管钳,观察引流情况,确保引流通畅。

(9) 引流袋高于脑室平面 10～20 cm。

(10) 整理用物,洗手,记录。

【注意事项】

(1) 穿刺时固定好患者头部,防止发生头部摆动,对神志不清或小儿患者应予以约束。

(2) 配合术者铺单时,注意防止遮盖患者口鼻,影响呼吸。

(3) 引流袋必须低于脑室 15～20 cm 并系于床边,防止逆流。

(4) 严密观察患者生命体征及意识状况、脑室引流液的量及性质,发现异常及时报告医生配合处理。

二、操作流程

脑室引流护理操作流程见图 6-2-1。

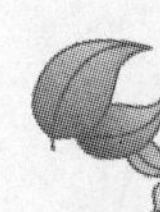

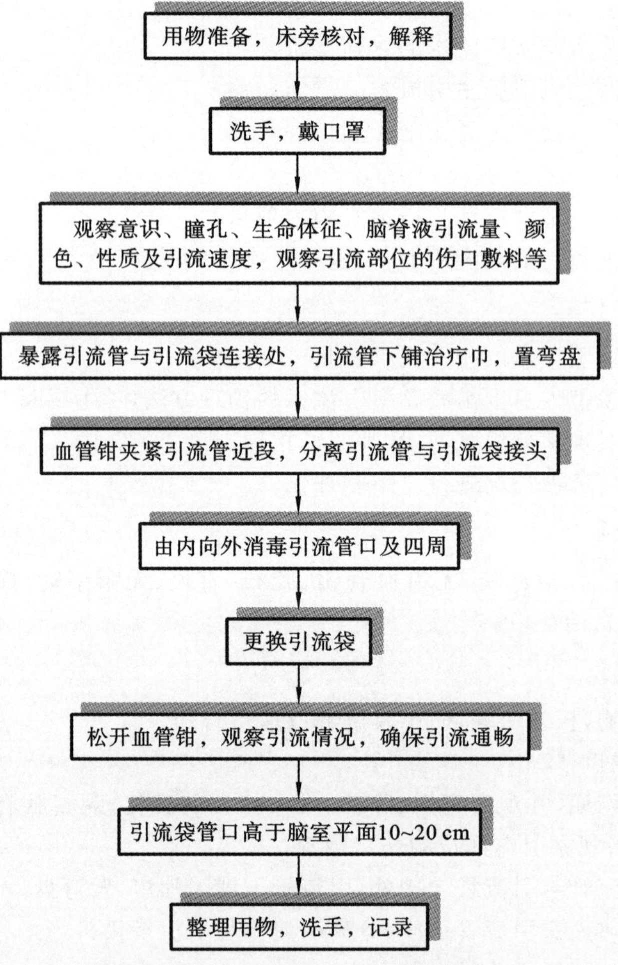

图 6-2-1 脑室引流护理操作流程

项目七
泌尿外科常用护理技术

任务 膀胱冲洗护理技术

膀胱冲洗是利用导尿管，将溶液灌入到膀胱内，再运用虹吸原理将灌入的液体引流出来的方法。膀胱冲洗的主要目的是：对留置导尿管的患者，保持其尿液引流通畅；清除膀胱内的血凝块、黏液、细菌等异物，预防感染的发生；治疗某些膀胱疾病，如膀胱炎、膀胱肿瘤等。

一、实训方法

【实训时间】

2 学时。

【实训目标】

1. 知识目标

（1）熟悉膀胱冲洗的目的。

（2）掌握膀胱冲洗方法和注意事项。

2. 技能目标

（1）能说出膀胱冲洗的目的。

（2）能独立完成膀胱冲洗的用物准备和操作。

（3）能熟练掌握膀胱冲洗患者护理的注意事项。

3. 素质目标

（1）操作过程中处处体现出人文关爱。

（2）态度和蔼，解释得当。

【实训方式】

（1）观看膀胱冲洗的相关视频。

（2）教师示教膀胱冲洗的方法，学生观摩。

（3）学生分组练习，教师巡回指导。

（4）根据学生练习情况进行总结反馈。

【用物准备】

治疗车上放置：输液器（1副）、无菌冲洗液（35～37 ℃，如膀胱有出血应为冷冲洗溶液）、无菌尿袋（1只）、无菌纱布、血管钳、棉签、安尔碘、弯盘、治疗巾等。

常见无菌冲洗药液：生理盐水、0.02％呋喃西林溶液、3％硼酸溶液等。

【实训步骤】

（1）备齐用物，核对，向患者解释以取得合作。

（2）洗手，戴口罩，用物车推至患者床旁。

（3）观察患者尿液的颜色、性质、量。

（4）将装有冲洗液的冲洗袋（或瓶）连接冲洗引流管倒挂于输液架上，排气后夹闭冲洗管。

（5）暴露引流接口部位，垫治疗巾在引流袋与导尿管接口下方。

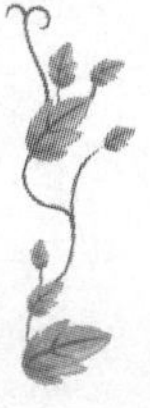

（6）血管钳夹闭导尿管出口端下方，断开引流袋与导尿管接口处，并用安尔碘消毒，用纱布块将引流管接口包好放在治疗巾上。

（7）消毒后，将冲洗引流管下端以无菌操作的方式连接于导尿管的出口端。

（8）打开无菌冲洗瓶（或袋）连接冲洗引流管的输液调节夹，调节冲洗速度进行膀胱冲洗。一般调节至80～100滴/分，待流入一定量冲洗液后（100 mL左右），夹闭冲洗管，开放引流管引流，将冲洗液引流出来。必要时可反复冲洗2～3次。

（9）整理床单位，清理用物，分类处理。

（10）交代注意事项，做好健康指导。

（11）洗手，记录。

【注意事项】

（1）严格无菌操作，防止感染。

（2）冲洗时密切观察流出液的速度、色泽、浑浊度、有无血凝块等。

（3）冲洗瓶（或袋）的高度距患者骨盆100 cm。引流管应低于耻骨联合，利于彻底引流。

（4）引流管妥善固定于床边，避免扭曲、受压，保持引流通畅，各管接口连接牢靠以避免脱开。

（5）冲洗速度不宜太快，滴速一般为每分钟80～100滴。

（6）若需持续冲洗，冲洗管和引流管24 h更换一次。

（7）如为滴入药物治疗，须膀胱内保留30 min后开放引流。

（8）操作中经常询问患者感受，关心体贴患者。

二、操作流程

膀胱冲洗护理操作流程见图7-1-1。

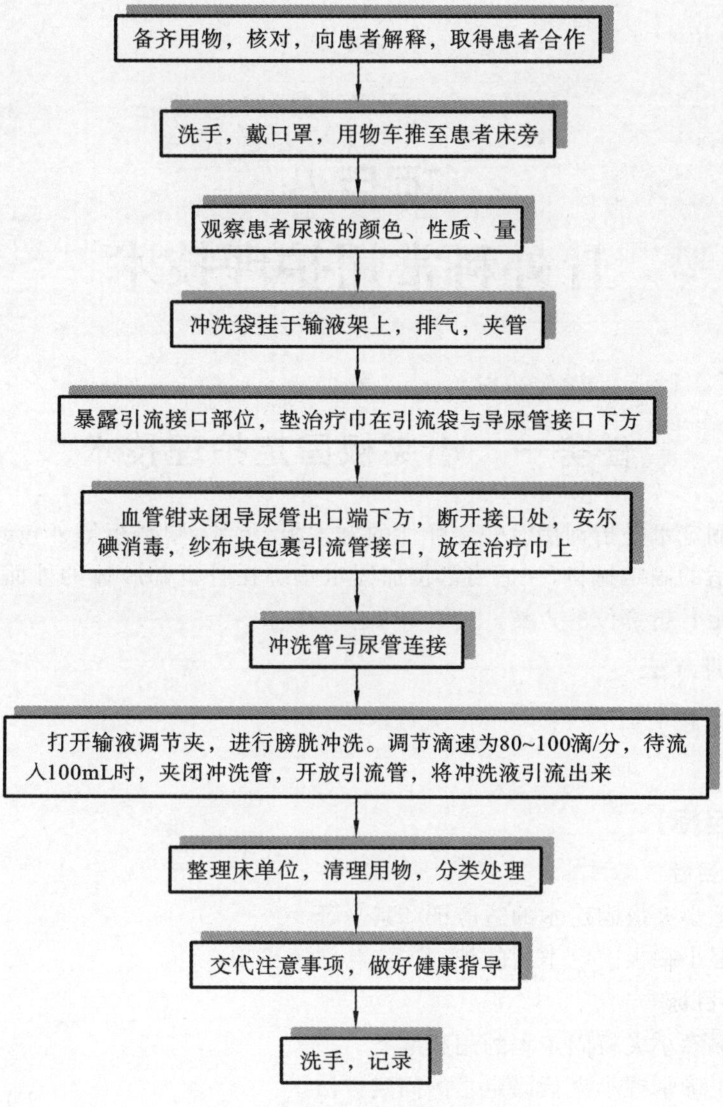

备齐用物，核对，向患者解释，取得患者合作

↓

洗手，戴口罩，用物车推至患者床旁

↓

观察患者尿液的颜色、性质、量

↓

冲洗袋挂于输液架上，排气，夹管

↓

暴露引流接口部位，垫治疗巾在引流袋与导尿管接口下方

↓

血管钳夹闭导尿管出口端下方，断开接口处，安尔碘消毒，纱布块包裹引流管接口，放在治疗巾上

↓

冲洗管与尿管连接

↓

打开输液调节夹，进行膀胱冲洗。调节滴速为80~100滴/分，待流入100mL时，夹闭冲洗管，开放引流管，将冲洗液引流出来

↓

整理床单位，清理用物，分类处理

↓

交代注意事项，做好健康指导

↓

洗手，记录

图 7-1-1　膀胱冲洗护理操作流程

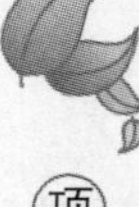
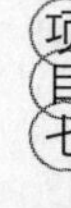

项目八
骨外科常用护理技术

任务一　小夹板固定护理技术

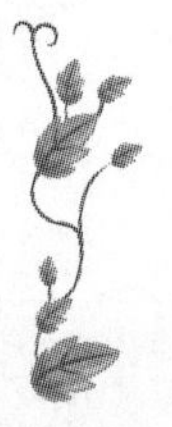

小夹板固定术是指利用有一定弹性的柳木板、竹片、塑料板等外包纱套或棉纸制成的长宽合适的固定材料，在适当部位加固定垫绑在骨折部肢体的外面，以适当力量外扎绷带固定骨折部位的方法。

一、实训方法

【实训时间】

1 学时。

【实训目标】

1. 知识目标

(1) 熟悉小夹板固定术的适应证和禁忌证。

(2) 掌握小夹板固定术后的护理方法与注意事项。

2. 技能目标

(1) 能熟悉小夹板固定术的用物准备。

(2) 能正确掌握小夹板固定术的固定方法。

(3) 能熟练掌握小夹板固定的注意事项。

3. 素质目标

(1) 操作中处处体现出人文关爱。

(2) 态度和蔼，解释得当。

【实训方式】

(1) 观看小夹板固定术的相关视频。

(2) 教师示教小夹板固定术的方法，学生观摩。

(3) 学生分组练习，教师巡回指导。

(4) 根据学生练习情况进行总结。

【用物准备】

小夹板(有一定弹性的柳木板、竹片、塑料板等外包纱套或棉纸制成的长宽合适的小夹板）、衬垫物、绷带、肢体清洁及消毒的用物。

【实训步骤】

（1）协助患者取舒适体位，进行解释，便于配合。

（2）观察患者一般情况，如患侧肢体有无肿胀、水疱及远端肢体感觉、运动及血液供应情况，并进行局部皮肤的清洁。

（3）根据骨折部位选择相应规格的预制夹板，准备软质固定衬垫。

（4）小夹板外的捆绑带松紧应适度，以上、下可移动 1 cm 为宜（上、下肢体固定方法详见图 8-1-1、图 8-1-2）。

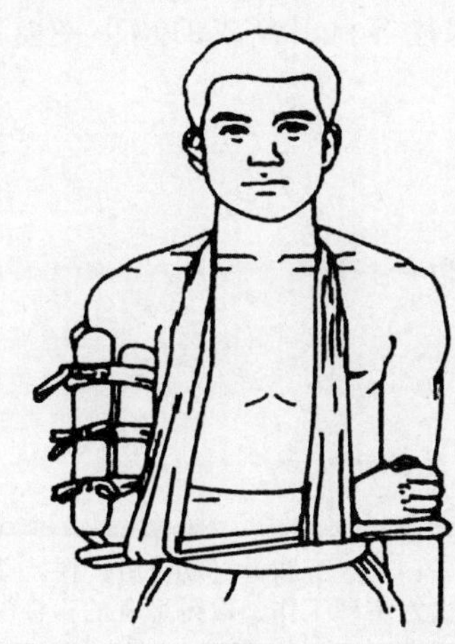

图 8-1-1　上肢小夹板固定方法

（5）固定后应注意观察患肢远端的感觉、运动、血液循环情况，以防发生骨筋膜室综合征。

（6）抬高患肢，促进肢体血液回流，减轻疼痛和肿胀。

（7）对门诊患者及时做好健康宣教，如复诊时间、功能锻炼的方法等。

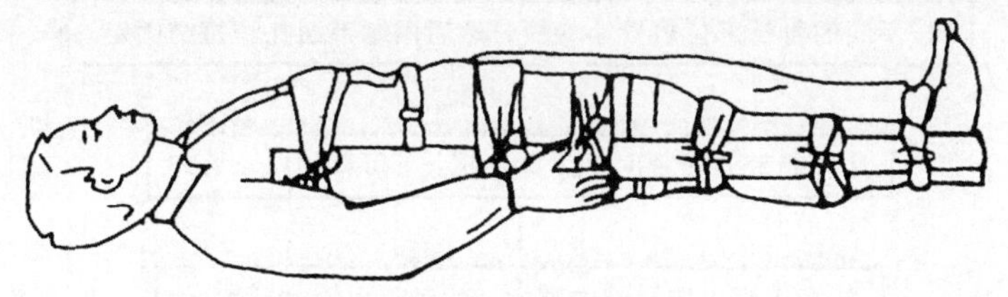

图 8-1-2　下肢小夹板固定方法

【注意事项】

（1）小夹板一般不超过上、下关节，便于固定期内及时进行关节功能锻炼，促进骨折愈合。

（2）绑扎的松紧度要适宜，以上下可移动 1 cm 为宜。绑扎太松或衬垫不当失去固定作用，可导致畸形愈合，绑扎太紧可产生压迫性溃疡、缺血性肌肉挛缩，甚至肢体坏疽。

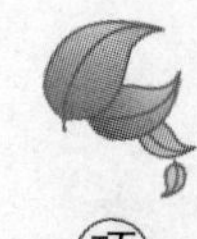

(3) 固定后应注意观察患肢远端的感觉、运动、血液循环情况。

(4) 经常检查固定部位,防止松脱,告诫患者不可擅自重新捆绑,应及时报告医生处理。

【相关知识】

小夹板固定术的适应证与禁忌证如下。

1. 适应证

(1) 适用于四肢闭合性管状骨骨折手法复位后需固定者,但股骨骨折因大腿肌肉丰富,牵拉力大,需结合持续骨牵引。

(2) 指骨骨折可用纸板、木片等材料制成的超小夹板,外粘胶布固定即可。

2. 禁忌证

(1) 肿胀严重。

(2) 疑有血管、神经损伤。

(3) 合并感染的开放性骨折。

(4) 需长途运送者等。

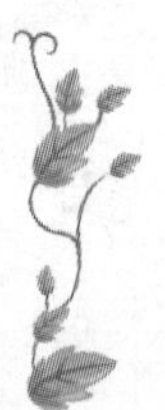

二、操作流程

小夹板固定护理操作流程见图 8-1-3。

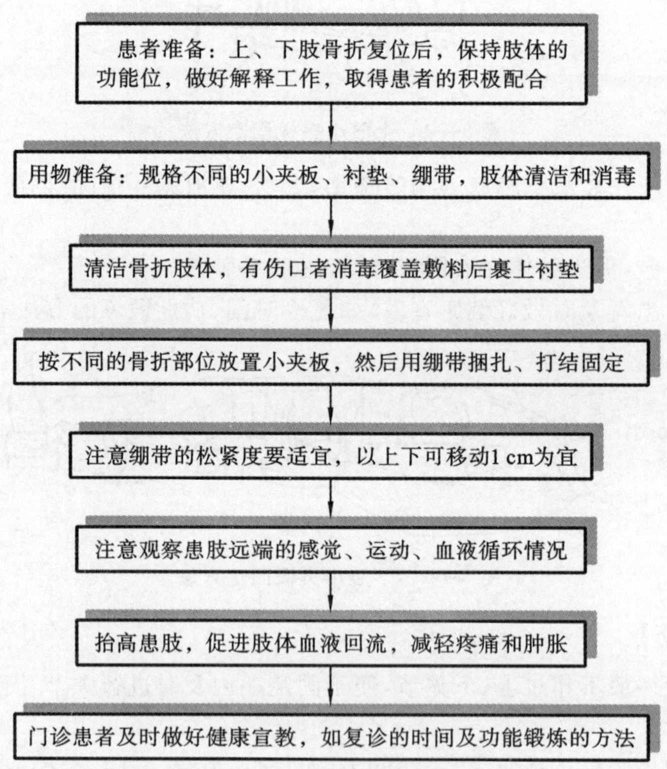

图 8-1-3 小夹板固定护理操作流程

任务二　石膏绷带固定护理技术

石膏绷带固定术是用熟石膏的细粉末撒在特制的稀孔纱布绷带上，做成石膏绷带，用温水浸泡后，包在患肢上，外用纱布绷带包裹，十分钟左右硬化成型并逐渐坚固，对患肢起有效的固定作用。石膏绷带固定有石膏管型、石膏托、石膏夹板等多种类型。近年来多用树脂绷带替代石膏绷带。

一、实训方法

【实训时间】

1学时。

【实训目标】

1. 知识目标

(1) 熟悉石膏固定术的适应证和禁忌证。

(2) 掌握石膏固定术后的护理方法与注意事项。

2. 技能目标

(1) 能熟悉石膏固定术的用物准备。

(2) 能正确掌握石膏固定术的固定方法。

(3) 能熟练掌握石膏固定的注意事项。

3. 素质目标

(1) 操作过程中处处体现出人文关爱。

(2) 态度和蔼，解释得当。

【实训方式】

(1) 观看石膏绷带固定术的相关视频。

(2) 教师示教石膏绷带固定术的方法，学生观摩。

(3) 学生分组练习，教师巡回指导。

(4) 根据学生练习情况进行总结。

【用物准备】

(1) 石膏绷带：根据肢体的长度、周径，预定石膏绷带的尺寸及数量。

(2) 各种衬垫(棉垫、棉纸卷、棉织筒套)、绷带、石膏刀和剪刀等。

(3) 其他用物：塑料桶、清水或40℃左右温水、木板等。

【实训步骤】

1. 操作前患者准备

向患者说明石膏固定的主要目的、操作过程、注意事项，取得患者的配合；将要固定的肢体擦洗干净，如有伤口应更换敷料，不用胶布固定或纵行粘贴，以便于日后石膏开窗时揭取且不影响血液循环；对骨隆突处应加以衬垫，以免石膏绷带硬固后软组织

受压；安置患者的体位，肢体的位置必须放于功能位或特殊体位。

2. 操作中配合

（1）根据肢体的长度、周径，预定石膏的长宽尺寸及数量，石膏绷带浸入40℃左右的温水中，至水中停止冒气泡时，两手持石膏卷两头取出，并向石膏中间轻挤，挤出过多的水分。

（2）石膏卷由肢体的近段向远端包扎，每一圈石膏绷带压住前一圈的1/3，一般包5～7层，绷带边缘、关节部及骨折部要多包2～3层。松紧均匀，并随手将其按抚妥帖。

（3）包扎时一般应露出远端指(趾)，以便观察肢体末端血液循环、感觉和运动，同时可做功能锻炼。

（4）石膏未干硬前，适当塑形、整理，多余部分剪除，注明包扎日期。

（5）为方便检查伤口、拆除缝线、伤口换药及解除骨突出的压迫，应协助医师在石膏未干固前在相应的位置上开窗。

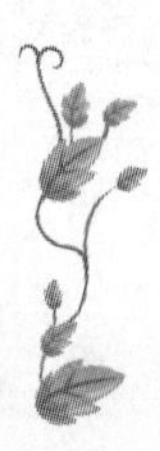

【注意事项】

（1）石膏护理：石膏未干前(10～20 min)垫妥肢体，避免肢体活动而使石膏折裂，必要时用灯烤或电吹风吹干，烤灯照射前，应距石膏30～50 cm，避开伤口，以防局部渗血增加。

（2）石膏干固前尽量不要搬动患者，搬动患者只能用手掌平托而不能用手指压迫，以免手指致石膏凹陷而压迫血管、神经和软组织，导致缺血、坏死或溃疡。

（3）安置合适体位：四肢石膏固定的患者，应抬高患肢，有利于肢体远端的血液回流，减轻肿胀，并保持肢体功能位；石膏背心及人字形石膏患者勿在头下垫枕，避免胸腹部受压。

（4）加强病情观察：观察肢体远端的感觉、运动、血液循环情况，了解有无石膏局部压迫现象，如有无疼痛、麻木、活动障碍等异常表现；观察石膏表面有无渗出，渗出的颜色、范围的变化，并用笔做好标记；观察有无感染迹象，如患者发热、石膏内异味及血象的变化等；躯干部位石膏固定的患者，应注意有无石膏综合征的发生，如患者出现持续性腹痛、腹胀、恶心、呕吐等症状，即时通知医生。

（5）指导患者进行功能锻炼，未固定的关节应尽量活动，以防肌肉萎缩、关节僵硬。

（6）拆石膏的护理：拆石膏前需向患者做好解释工作，如说明石膏锯使用时会有振动、压迫及热感，不会有痛感，不会切到皮肤，拆除石膏用温水清洗皮肤后，涂上皮肤保护剂。

二、操作流程

石膏绷带固定护理操作流程见图8-2-1。

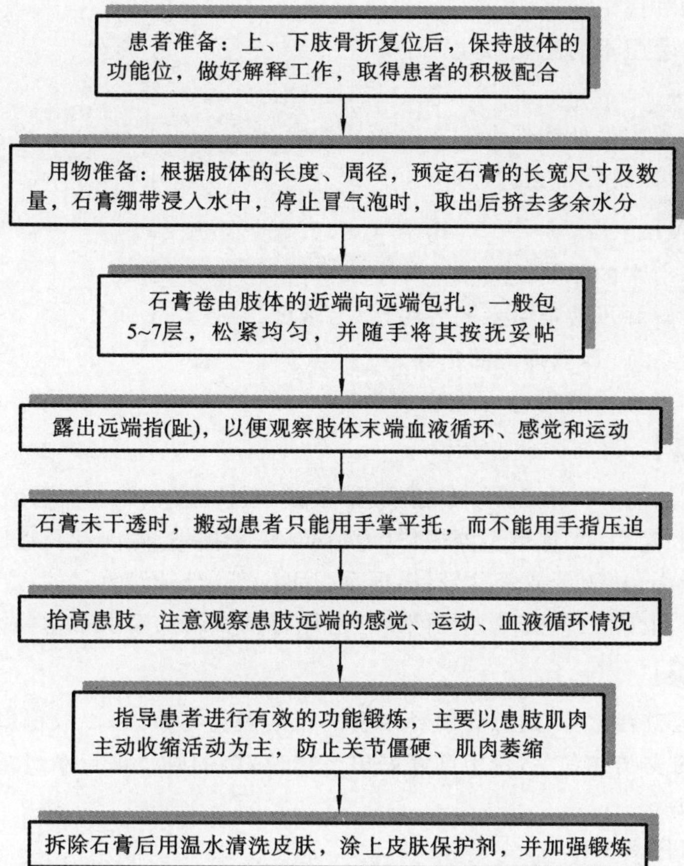

图 8-2-1　石膏绷带固定护理操作流程

任务三　牵引术护理技术

牵引术是利用适当的牵引力和对抗牵引力达到整复和维持复位的治疗。牵引既有复位的作用，也有固定的作用。其原理是以悬垂重力为牵引力，以身体重量为反牵引力作持续牵引。牵引分皮牵引、骨牵引及兜带牵引三类。

一、实训方法

【实训时间】

1 学时。

【实训目标】

1. 知识目标

(1) 熟悉牵引术的目的、适应证和禁忌证。

(2) 掌握牵引术的方法和注意事项。

2. 技能目标

(1) 能熟悉牵引术的用物准备。

（2）能正确掌握牵引术的方法。

（3）能说出牵引术的注意事项。

3. 素质目标

（1）操作过程中处处体现出人文关爱。

（2）态度和蔼、解释得当。

【实训方式】

（1）播放牵引术的相关视频。

（2）教师讲解并示教牵引术的方法，学生观摩。

（3）学生分组练习，教师巡回指导。

（4）根据学生练习情况进行总结。

【用物准备】

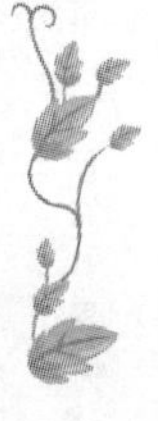

（1）皮牵引：治疗车、胶布、纱布绷带、扩张板、肢体牵引带、安息香酸酊等。

（2）骨牵引：牵引床、骨牵引器械包（内备鼓锤、手摇钻、骨圆针及克氏针）等。

（3）兜带牵引：枕颌带或骨盆带（根据牵引不同部位选择）等。

（4）其他牵引用物：牵引弓、牵引架、牵引绳、滑轮装置、牵引重物等。

【实训步骤】

携带用物至患者床旁，向患者解释牵引的目的及注意事项，以取得患者的配合。

清洗患肢的皮肤并剃毛，牵引前摆好患者体位，协助医生进行牵引。

牵引方法如下。

1. 皮牵引（图 8-3-1）

（1）胶布牵引：局部皮肤涂安息香酸酊，贴宽胶布于患肢内、外侧皮肤，外用绷带包扎固定，胶布远端放置带孔扩展板，连接牵引绳，牵引绳通过牵引架的滑轮，悬吊适当重量持续牵引，抬高床脚或床头 15～30 cm。

（2）海绵带牵引：将海绵带平铺于床上，骨突出处垫棉花或纱布，将肢体包好，扣上尼龙搭扣，拴好牵引绳，安装牵引架，连接牵引绳，牵引绳通过牵引架的滑轮，悬吊适当重量持续牵引，抬高床脚或床头 15～30 cm。

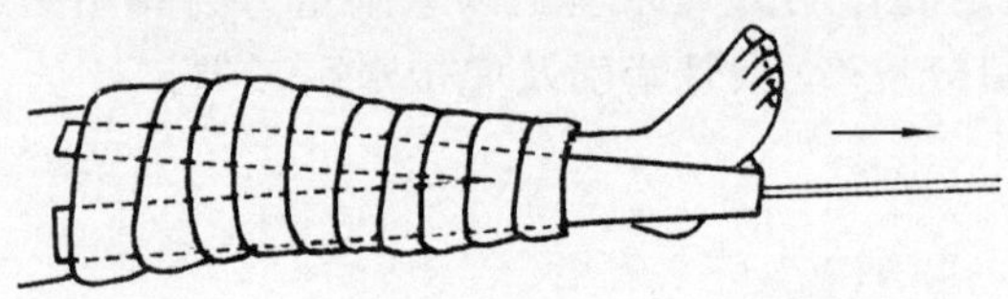

图 8-3-1　皮牵引

2. 兜带牵引（图 8-3-2、图 8-3-3、图 8-3-4）

（1）枕颌带牵引：用枕颌带托住下颌和枕骨粗隆部，向头顶方向牵引，牵引时使枕颌带两上端分开，保持比头部稍宽的距离。牵引重量为 3～10 kg。

（2）骨盆带牵引：用骨盆牵引带包扎于骨盆，保证其宽度的 2/3 在髂嵴以上的腰部，两侧牵引带所牵引的重量相等，总重量为 10 kg，抬高床脚 20～25 cm，使人体重量作为对抗牵引。

(3) 骨盆悬吊牵引:参考枕颌带牵引和骨盆带牵引。

3. 骨牵引(图 8-3-5、图 8-3-6)

协助医生将钢针穿入骨骼,连接牵引绳,放置带孔扩展板,绳通过牵引架的滑轮,悬吊适当重量,持续牵引,抬高床尾或床头 15～30 cm。

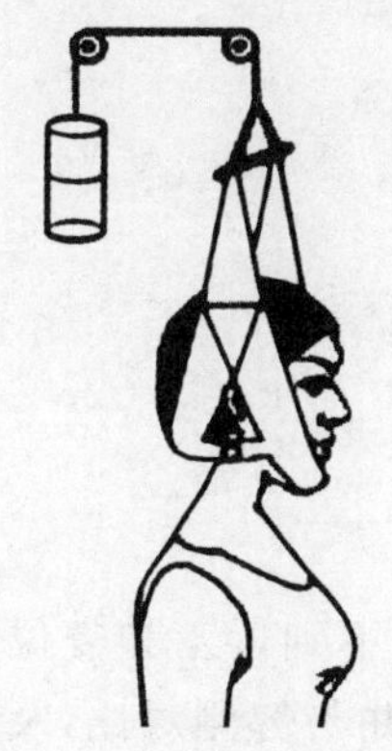

图 8-3-2 枕颌带牵引

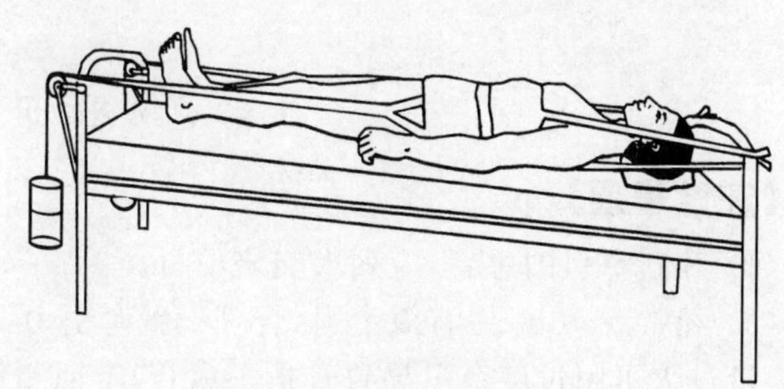

图 8-3-3 骨盆带牵引

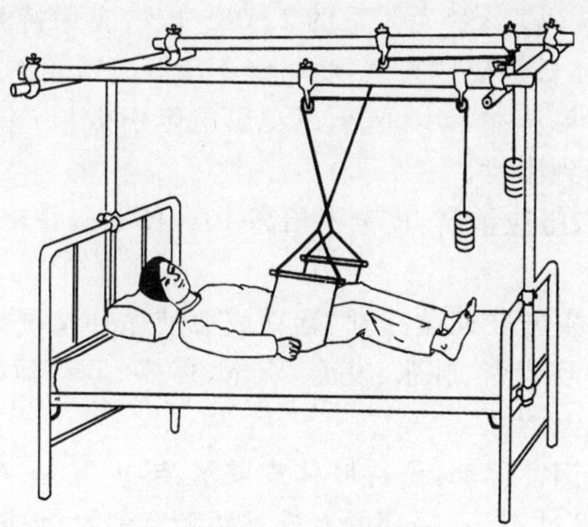

图 8-3-4 骨盆悬吊牵引

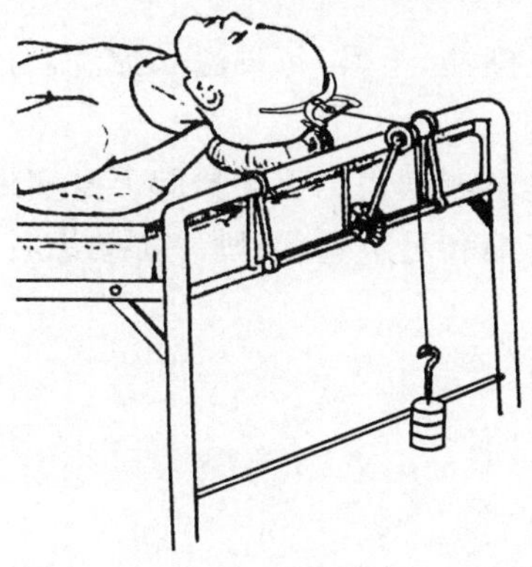

图 8-3-5 颅骨牵引

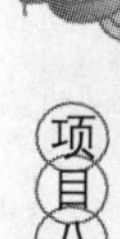

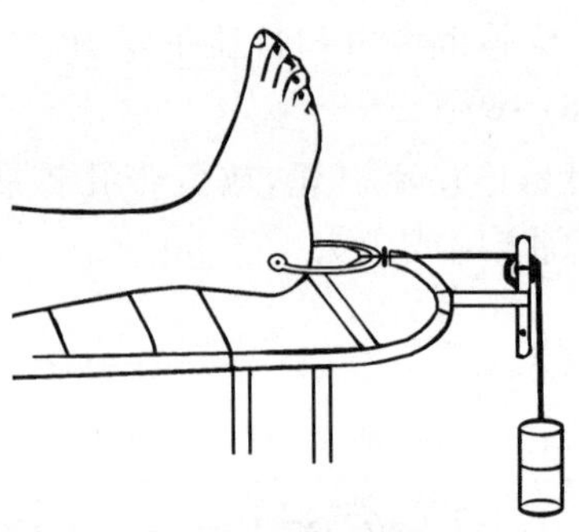

图 8-3-6 跟骨牵引

【注意事项】

(1) 凡新牵引的患者,应列入交班项目。

(2) 经常观察,保持有效牵引,合理设置牵引力,力量过小达不到矫正和复位的目的,力量过大可因过度牵引导致骨折不愈合,定期测量患肢长度并与健侧对比,及时调整牵引力。

(3) 牵引重量(铁砝码)一般为体重的 1/12~1/7,应保持悬空,复位后应慢慢减小;牵引绳与被牵引肢体长轴应成直线,牵引绳不应脱离滑轮的滑槽,不能随意放松牵引绳;生活用物、被褥不可压在牵引绳上,以免影响牵引效果;牵引的肢体远端也不能抵住窗栏或枕被等而受到阻拦。

(4) 保持反牵引,床尾应抬高,皮牵引抬高 10~15 cm,骨牵引抬高 20~25 cm,颅骨牵引则抬高床头。

(5) 持续牵引应观察患肢远端感觉、运动或血液循环情况,特别是皮牵引易致局部血管、神经的压迫,出现青紫、肿胀、发冷、麻木、疼痛、运动障碍及脉搏细弱时,应详细检查,分析原因并报告医生。

(6) 骨牵引时避免钢针移动,保持肢体皮肤清洁,尤其是穿刺处皮肤,预防感染,每日针孔处滴碘伏 1~2 次,针孔局部的血痂不要随意清除;皮肤牵引时要注意过敏引起的皮炎感染及胶布滑脱等。

(7) 预防并发症:

①预防压疮:保持床单位整洁、干燥,每日温水擦洗,骨隆突处加垫并早晚用 50% 乙醇按摩,搽涂滑石粉。

②预防坠积性肺炎:鼓励患者利用拉手架抬起上身多做深呼吸。注意保暖。

③预防关节僵硬、肌肉萎缩和足下垂:鼓励并协助患者进行主动与被动活动,关节活动和按摩。

二、操作流程

皮肤牵引操作流程见图 8-3-7。

骨牵引操作流程见图 8-3-8。

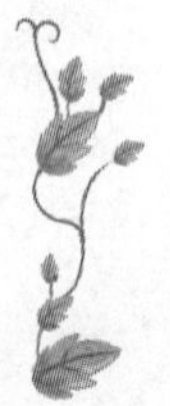
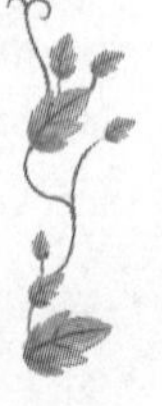

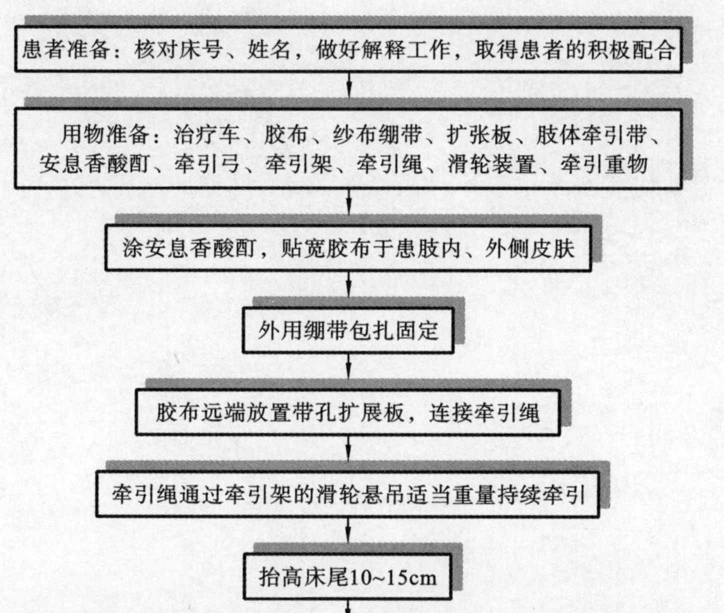

图 8-3-7　皮肤牵引操作流程

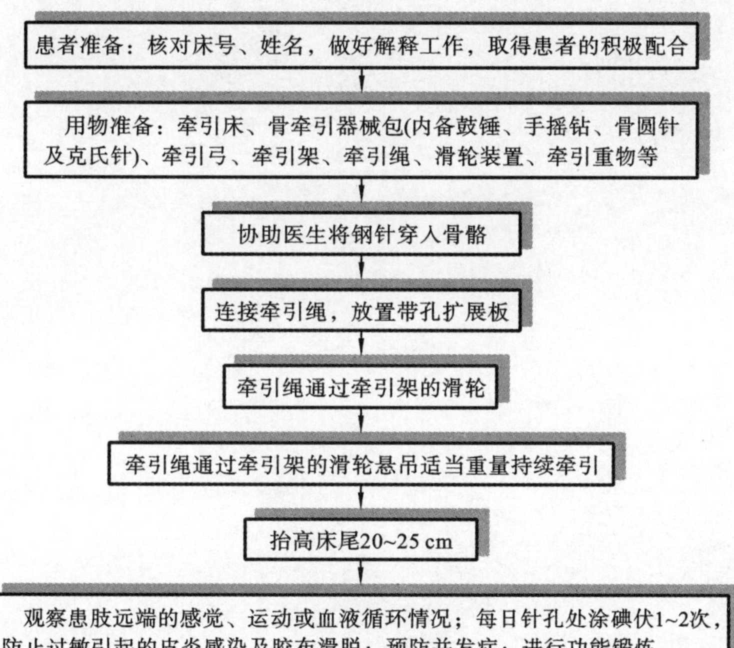

图 8-3-8　骨牵引操作流程

第二部分

操作考核评分标准

CAO ZUO KAO HE PING FEN

BIAO ZHUN

“患者术前备皮”操作考核评分标准

班级________ 学号________ 姓名________ 总分________

项目	分值	技术操作要求	评分等级				实际得分	备注
			A	B	C	D		
评估	10	1.仪表端庄，服装整洁 2.环境清洁、宽敞、明亮，符合操作要求	5 5	4 4	3 3	2～0 2～0		
计划	10	用物准备：治疗盘内盛剃毛刀架、刀片（使用一次性最好）；弯盘、纱布块、橡胶单、治疗巾、毛巾、乙醚或松节油、棉签、手电筒、肥皂、软毛刷、脸盘盛热水、屏风、骨科手术（手刷、75％乙醇，无菌巾、绷带）	10	8	6	4		
实施	65	1.安置患者，备齐用物推至床旁，核对床号、姓名、性别、手术部位 2.解释备皮的目的 3.安置合适体位，铺好橡胶单、治疗巾 4.用软毛刷蘸肥皂液涂擦备皮局部，一手用纱布绷紧皮肤，另一手持剃毛刀，刀架与皮肤成35°～45°，顺着毛发生长的方向，从左到右，从上到下分区剃净毛发 5.用毛巾浸热水洗去局部毛发和肥皂液，并擦干局部皮肤 6.用手电筒照射，检查是否剃净毛发，有无皮肤破损 7.腹部手术：用棉签蘸汽油或乙醚清除脐部污垢，再用75％乙醇消毒 8.督促能活动的患者自行沐浴、洗头、修剪指（趾）甲、更换清洁衣裤 9.整理用物，记录	10 4 6 15 5 5 10 5 5	8 3 5 10 4 4 8 4 4	6 2 4 7 3 3 6 3 3	4～0 1～0 3～0 4～0 2～0 2～0 4～0 2～0 2～0		
评价	15	1.操作手法正确、备皮范围准确 2.动作轻巧、细致 3.态度和蔼、解释得当	5 5 5	4 4 4	3 3 3	2～0 2～0 2～0		
总分	100							

主考教师________ 考核日期________

“手术人员无菌准备”操作考核评分标准

班级________ 学号________ 姓名________ 总分________

项目	分值	技术操作要求	评分等级				实际得分	备注
			A	B	C	D		
评估	20	1.环境宽敞、明亮，室温适宜	3	2	1	0		
		2.检查感应式水龙头功能正常	3	2	1	0		
		3.用物准备齐全：①肥皂块；②无菌皂液，无菌毛刷；③无菌持物钳及持物钳筒；④敷料缸（内备络合碘纱布）；⑤储物槽（内备无菌小毛巾）；⑥污物桶；⑦无菌手术衣包；⑧无菌手套	8	6	4	3～0		
		4.查对无菌物品名称、灭菌日期、指示胶带是否变色，手套型号是否合适	4	3	2	1～0		
		5.用物齐全，摆放有序，符合无菌操作原则	2	2	1	0		
计划	10	1.修剪指甲，取下手和臂的饰物	2	2	1	0		
		2.更换手术室拖鞋，穿洗手衣、洗手裤，洗手衣扎于洗手裤内，衣袖卷至肘上10 cm并内卷包住自身衣袖，自身裤脚不超过洗手裤脚外缘	5	4	3	2～0		
		3.戴好一次性口罩、帽子，帽子遮住所有头发，口罩应罩住口鼻，不得遮挡视线	3	2	1	0		
实施	50	1.肥皂洗手，清水冲洗，洗至肘上10 cm，洗后拱手于胸前，指尖朝上，不得甩水，时间1 min	5	4	3	2～0		
		2.取无菌毛刷，蘸无菌皂液，按指尖、指、手掌手背、腕、前臂、肘、肘上臂顺序左右交替刷手，不留裸区，刷至肘上10 cm，掷毛刷入污物桶时手和臂不得低于腰，清水冲洗时指尖朝上、肘向下，洗后拱手于胸前，指尖朝上，不得甩水，时间3 min	5	4	3	2～0		
		3.取无菌小毛巾折成三角形由前至后，顶角朝前擦干手臂，每侧手臂用一面	5	4	3	2～0		
		4.取络合碘纱布按无菌皂液刷手，要求擦手和臂两遍，第一遍至肘上10 cm，第二遍至肘上6 cm，时间6 min	5	4	3	2～0		
		5.拱手于胸前，进入手术间，已消毒手臂应置于肩以下、腰以上、双侧腋中线之前	5	4	3	2～0		
		6.从手术衣包取一件手术衣，于空旷处提起衣领抖开衣服，衣服腰带及下摆不得拖地，手不得接触衣服外表面	5	4	3	2～0		

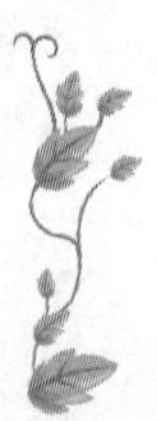

续表

项目	分值	技术操作要求	评分等级				实际得分	备注
			A	B	C	D		
实施	50	7. 轻抛衣服，双手准确插入袖笼，与巡回护士配合，使双手伸出袖口	5	4	3	2～0		
		8. 微屈上身，双手交叉提起腰带，待巡回护士接过后，取拱手姿势	5	4	3	2～0		
		9. 穿好手术衣后，与巡回护士配合，提取无菌手套，检查左右手套方向，看手套有无破损	3	2	1	0		
		10. 将手套拇指相对，一手伸入手套内戴好，再以戴好手套的手伸入另一手套的反折部分依法戴好，双手配合包紧手术衣袖口	7	6	5	3～0		
评价	20	1. 操作中始终坚持无菌原则，无菌观念强	10	8	6	4		
		2. 正确掌握绝对无菌区范围，能正确区分非限制区、半限制区、限制区	4	3	2	1～0		
		3. 操作熟练、动作规范	4	3	2	1～0		
		4. 在规定的时间内（15 min）完成，时间每超过30 s，扣1分	2	2	1	0		
总分	100							

主考教师________　　考核日期________

“外科打结”操作考核评分标准

班级________ 学号________ 姓名________ 总分________

项目	分值	技术操作要求	评分等级				实际得分	备注
			A	B	C	D		
评估	10	1.自身准备:穿好手术衣,戴无菌手套,仪表端庄,服装整洁	3	2	1	0		
		2.环境清洁、宽敞、明亮,符合操作要求	2	2	1	0		
		3.熟悉打结的基本方法	5	4	3	2～0		
计划	7	1.备齐用物:丝线(或用两节不同颜色的线绳代替)、持针钳或血管钳	5	4	3	2～0		
		2.打结架固定线绳,以方便打结	2	2	1	0		
实施	63	1.徒手完成两个相反方向的单结扣重叠而成一个方结	10	8	6	4～0		
		2.在完成方结之后再重复第一个单结形成三重结	5	4	3	2～0		
		3.在做第一个结时结扎线绕两次,再打第二个单结形成外科结	5	4	3	2～0		
		4.打结时,凡“持线”、“挑线”、“钩线”等动作必须运用手指末节近指端处,拉线作结时要注意线的方向	10	8	6	4～0		
		5.用持针钳或血管钳按照打结要领完成方结、三重结、外科结	10	8	6	4～0		
		6.打结速度能达到:1 min 能打 50 个单结	5	4	3	2～0		
		7.打结时注意:						
		①两结方向相反	5	4	3	2～0		
		②两手用力均匀	3	2	1	0		
		③打结线后收紧时要求三点	5	4	3	2～0		
		④两手的距离不宜离线结处太远	3	2	1	0		
		⑤手术中打结前用盐水浸湿,增加线的韧性和摩擦力,易拉紧又不易折断	2	2	1	0		
评价	20	1.操作方法正确、动作轻巧、细致	6	5	4	3～0		
		2.打结效果整齐美观,打结的方法正确	4	3	2	1～0		
		3.获得了打结方面的知识和技能	6	5	4	2～0		
		4.态度和蔼,解释操作方法正确	4	3	2	1～0		
总分	100							

主考教师________ 考核日期________

“缝合技术”操作考核评分标准

班级________ 学号________ 姓名________ 总分________

项目	分值	技术操作要求	评分等级				实际得分	备注
			A	B	C	D		
评估	10	1. 自身准备：穿手术衣，洗手、戴手套，仪表端庄，服装整洁	5	4	3	2～0		
		2. 环境清洁、宽敞、明亮，符合操作要求	2	1	1			
		3. 熟悉几种缝合的基本方法	3	2	1	0		
计划	7	用物准备：缝合模块（缝合手臂、或自制缝合用物）、持针器、缝针、缝线、线剪、镊子、血管钳	7	6	5	4～0		
实施	63	1. 用持针器夹在缝针的后 1/3 处	5	4	3	2～0		
		2. 穿好缝线	5	4	3	2～0		
		3. 进针（以缝合皮肤切口为例）：缝合时左手执有齿镊，提起组织边缘，右手执持针钳，用腕臂力由外旋进，顺针的弧度刺入组织	5	4	3	2～0		
		4. 出针：持针器从针后部顺势前推，从对侧穿出	5	4	3	2～0		
		5. 拔针、拉线：用镊子夹针继续外拔，持针器转位再夹针体（后 1/3 弧处），将针完全拔出	5	4	3	2～0		
		6. 用手或持针钳或血管钳打结后剪线，留线头 0.5～1 cm，便于拆线	5	4	3	2～0		
		7. 以创缘距 0.5 cm，针间距 1 cm 的距离，继续进针、出针、拔针、拉线，打结、剪线等操作，直至完成整个切口的缝合	10	8	6	4～0		
		8. 除进行单纯间断缝合，还能进行单纯连续缝合、“8”字缝合、连续锁边缝合，注意针距 1 cm，边距 0.5 m	10	8	6	4～0		
		9. 剪线时线剪稍张开，使剪刀刃部顺线下滑至线结，并向上倾斜 45°断线，突出“靠、滑、斜、剪”	5	4	3	2～0		
		10. 对齐边缘，打结固定，并随时注意整齐与美观	5	4	3	2～0		
		11. 用物处理	3	2	1	0		
评价	20	1. 操作方法正确、动作轻巧、细致	6	5	4	3～0		
		2. 缝合方法、剪线方法正确	4	3	2	1～0		
		3. 缝合方面的知识和技能掌握全面	6	5	4	2～0		
		4. 态度和蔼，解释操作方法正确	4	3	2	1～0		
总分	100							

主考教师________ 考核日期________

“无菌器械台管理与手术中的配合”操作评分标准

班级________ 学号________ 姓名________ 总分________

项目	分值	技术操作要求	评分等级				实际得分	备注
			A	B	C	D		
评估	10	1.环境清洁,符合操作要求	2	1	1	0		
		2.用物准备适宜,方便操作	3	2	2	1～0		
		3.手术人员自身准备:洗手、穿手术衣、戴无菌手套,仪表端庄,服装整洁	5	4	3	2～0		
计划	10	备齐用物:器械桌、器械包用物、敷料包用物等按需要摆放有序	10	8	6	4		
实施	65	1.巡回护士把无菌包放于器械台上,用手打开外层包布	5	4	3	2～0		
		2.巡回护士用无菌持物钳打开内层包布,或器械护士洗手后穿好无菌手术衣及戴好无菌手套后直接打开内层包布	5	4	3	2～0		
		3.铺无菌器械台,无菌单应垂下台面不少于30 cm	5	4	3	2～0		
		4.已按照手术部分不同消毒手术区域,并完成铺单过程	5	4	3	2～0		
		5.器械护士按顺序摆放手术器	5	4	3	2～0		
		6.器械护士与巡回护士共同清点器械、纱布、缝针,巡回护士在手术器械敷料清点单做好记录	5	4	3	2～0		
		7.器械护士用无菌生理盐水浸湿纱布块、盐水垫、缝针、缝线、刀片等,并安装好刀片,穿针线备用	5	4	3	2～0		
		8.手术中,器械护士按手术进程分别传递手术刀→止血钳→丝线→线剪→皮肤拉钩→弯血管钳→组织剪→手术刀→弯止血钳→丝线→腹腔拉钩→无菌生理盐水→吸引器头→纱布块、盐水垫→持针钳与缝针、缝线等	5	8	6	4～0		
		9.术中及时收回使用过的器械、物品,擦净后摆放有序,便于再次传递使用	5	4	3	2～0		
		10.术中监督无菌操作,被污染的器械、物品应单独存放在弯盘中,不可再用	5	4	3	2～0		
		11.妥善保存切下的标本或组织器官	5	4	3	2～0		
		12.关闭体腔或切口前与巡回护士认真核对手术器械;关闭体腔或切口后再次清点手术器械	5	4	3	2～0		
		13.手术完毕,整理用物,清洗、消毒器械	5	4	3	2～0		

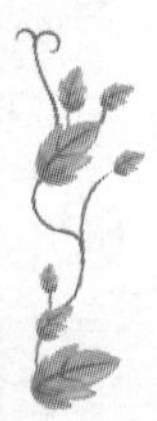

续表

项目	分值	技术操作要求	评分等级				实际得分	备注
			A	B	C	D		
评价	15	1. 能认真准备器械台	5	4	3	2～0		
		2. 能正确传递常用外科手术器械	5	4	3	2～0		
		3. 操作中能严格遵守无菌原则	5	4	3	2～0		
总分	100							

主考教师________　　考核日期________

“四肢绷带包扎技术”操作考核评分标准

班级________　学号________　姓名________　总分________

项目	分值	技术操作要求	评分等级				实际得分	备注
			A	B	C	D		
评估	15	1. 环境评估：安全、安静、清洁、干燥、宽敞、明亮	3	2	1	0		
		2. 自身评估：						
		(1)穿工作服、戴口罩、帽子，仪表端庄，服装整洁	3	2	1	0		
		(2)正确实施七步洗手	3	2	1	0		
		3. 患者评估						
		(1)检查患者损伤部位和程度	3	2	1	0		
		(2)据伤情选择正确的包扎方法	3	2	1	0		
计划	5	1. 用物准备：①小托盘 1 个；②绷带卷 1 个；③剪刀 1 把；④夹板；⑤纱布；⑥胶布	3	2	1	0		
		2. 用物摆放有序	2	1.5	1	0		
实施	50	1. 携用物到患者旁，向其解释包扎的目的，取得患者配合	3	2	1	0		
		2. 协助患者便于包扎、舒适的体位	2	1.5	1	0		
		3. 选用宽度适宜的绷带，从远心端向近心端方向包扎	2	1.5	1	0		
		4. 包扎时，卷轴朝上，绷带需平贴包扎部位，开始要先环形两周固定	2	1.5	1	0		
		5. 绷带每周应遮盖上一周绷带宽度的 1/3～1/2，以充分固定	2	1.5	1	0		
		6. 环形包扎法：将绷带做环形缠绕，下周将上周绷带完全遮盖，用于包扎开始与结束时的固定	5	4	3	2		
		7. 根据受伤部位选择下列一种合适的包扎方法： (1)螺旋形包扎法：先环形包扎两周，然后螺旋向上缠绕，每周遮盖上周的 1/3～1/2，用于包扎身体径围基本相同的部位，如上臂、大腿等 (2)螺旋反折包扎法：先环形包扎两周，然后右手将绷带斜行向上 30°包扎，在肢体前面将绷带以 45°角向下反折，左手牵拉反折处，依次缠绕，每周均要向下反折，并遮盖其上周的 1/3～1/2，最后在反折处形成一“麦穗状”。用于径围不等的部位，如前臂、小腿等，使绷带更加贴合 (3)“8”字形包扎法：先环形包扎两周，然后将绷带自下而上，再自上而下，重复做“8”字形旋转包扎，每周遮盖上周的 1/3～1/2，用于关节部位	10	8	6	4～0		

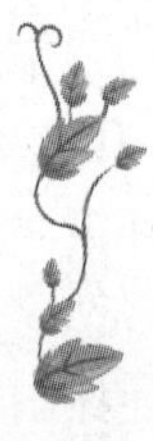

续表

项目	分值	技术操作要求	评分等级				实际得分	备注
			A	B	C	D		
实施	50	8.包扎完毕，再环形包扎两周，并用胶布或撕开尾带打结固定	2	1.5	1	0		
		9.固定的打结处应在肢体的外侧面，切忌固定在伤口上及骨隆突处或受压的部位	2	1.5	1	0		
		10.拆绷带过程：						
		(1)解除绷带时，先解开固定结或取下胶布，然后以两手互传递松解，勿使绷带脱落在地上	3	2	1	0		
		(2)紧急时或绷带已被伤口分泌物浸透干涸时，可用剪刀剪开	2	1.5	1	0		
		11.口述注意事项：						
		(1)密切观察包扎肢体末梢的感觉、运动、温度是否正常	2	1.5	1	0		
		(2)观察包扎后肿胀、疼痛的变化	2	1.5	1	0		
		(3)包扎的松紧度适宜	2	1.5	1	0		
		(4)包扎应牢固、舒适、平整、清洁，包扎的肢体应保持功能位	2	1.5	1	0		
		12.操作后整理：						
		(1)协助患者取舒适体位	1	1	0.5	0		
		(2)整理用物，洗手，取下口罩	1	1	0.5	0		
		(3)记录包扎日期、时间、包扎部位	2	1.5	1	0		
		(4)健康教育	3	2	1	0		
评价	30	1.操作中始终坚持包扎原则，包扎整齐、美观	6	5	4	3～0		
		2.操作熟练，包扎方法正确	6	5	4	3～0		
		3.护士仪态端庄，关爱患者，注意观察病情	6	5	4	3～0		
		4.护患沟通有效，患者合作	6	5	4	3～0		
		5.所用时间不超过 10 min，时间每超过 1 min 扣 1 分，扣完为止	6	5	4	3～0		
总分	100							

主考教师________　　考核日期________

“更换敷料”操作考核评分标准

班级________ 学号________ 姓名________ 总分________

项目	分值	技术操作要求	评分等级 A	B	C	D	实际得分	备注
评估	10	1.穿戴整齐，戴好帽子、口罩	5	4	3	2～0		
		2.环境清洁、宽敞、明亮，符合操作要求	5	4	3	2～0		
计划	5	无菌治疗2只，无齿镊2把，乙醇和盐水棉球若干，分放1只治疗碗两侧，无菌纱布若干，胶布、绷带、棉签、治疗巾等，根据需要备引流物或湿敷药物纱布、血管钳、手术刀、手术剪及探针	5	4	3	2～0		
实施	5	向患者解释，周围屏风遮挡，取舒适体位并保暖	5	4	3	2～0		
	5	取下敷料方法正确，敷料合理放置，不污染	5	4	3	2～0		
	5	评估伤口情况	5	4	3	2～0		
	10	伤口的清洁消毒和处理：(1)用70%乙醇棉球由内向外消毒伤口周围皮肤，感染伤口由外向内消毒	10	7	4	2～0		
	5	伤口的清洁消毒和处理：(2)用生理盐水棉球蘸吸除去伤口内分泌物及脓液	5	4	3	2～0		
	5	伤口的清洁消毒和处理：(3)由中央到边缘，用剪刀去除伤口内异物、坏死组织等	5	4	3	2～0		
	5	伤口的清洁消毒和处理：(4)根据需要创面用药、伤口冲洗或置放引流物	5	4	3	2～0		
	5	覆盖无菌敷料并包扎固定，必要时用绷带或多头带	5	4	3	2～0		
	5	换药后处理：(1)安置好患者	5	4	3	2～0		
	5	换药后处理：(2)妥善处理污物：①敷料类的处理	5	4	3	2～0		
	5	换药后处理：(2)妥善处理污物：②器械类予以药液浸泡消毒后洗涤，灭菌后备用	5	4	3	2～0		
	5	洗手后做好换药情况记录	5	4	3	2～0		
	5	换药时间根据伤口情况和分泌物多少而定	5	4	3	2～0		
	5	根据伤口情况安排换药顺序	5	4	3	2～0		
评价	10	1.操作过程中处处体现人文关爱	5	4	3	2～0		
		2.动作轻巧、稳重、有条不紊，严格无菌操作	5	4	3	2～0		
总分	100							

主考教师________ 考核日期________

“普通引流管引流护理”操作考核评分标准

班级________ 学号________ 姓名________ 总分________

项目	分值	技术操作要求	评分等级				实际得分	备注
			A	B	C	D		
评估	10	1.仪表端庄,服装整洁	5	4	3	2～0		
		2.环境清洁、宽敞、明亮,符合操作要求	5	4	3	2～0		
计划	10	用物准备:治疗车、治疗盘、血管钳(1把)、一次性引流袋(瓶)(1个)、弯盘(2把)(内装无齿钳1把、纱布1块)、胶布、别针、污物筒、5%PVP碘液、棉签	10	8	6	4		
实施	65	1.衣帽整齐,洗手,戴口罩	5	4	3	2～0		
		2.物品准备齐全放置治疗车上,携用物来到患者床旁,核对、解释	5	4	3	2～0		
		3.给患者摆合适体位(平卧位或低半卧位)	4	3	2	1～0		
		4.检查伤口,松开别针,注意保暖	6	5	4	3～0		
		5.检查无菌引流袋,将引流袋挂于床旁	4	3	2	1～0		
		6.挤压引流管,并用血管钳在引流管尾端上3 cm处夹紧	6	5	4	3～0		
		7.用PVP碘棉签消毒引流管连接处,先以接口为中心,环行消毒,然后向接口以上及以下各纵行消毒2.5 cm	8	6	4	2～0		
		8.用左手取消毒纱布捏住连接处的引流管部分,脱开连接处	6	5	4	3～0		
		9.再用PVP碘棉签消毒引流管的管口	5	4	3	2～0		
		10.连接无菌引流袋,松开血管钳,并挤压引流管,观察是否通畅,将引流管用别针固定于床单上	6	5	4	3～0		
		11.整理用物,妥善安置患者	5	4	3	2～0		
		12.严格记录引流液量和性质	5	4	3	2～0		
评价	15	1.操作手法正确	5	4	3	2～0		
		2.动作轻巧、细致	5	4	3	2～0		
		3.态度和蔼、解释得当	5	4	3	2～0		
总分	100							

主考教师________ 考核日期________

“T 型管引流护理”操作考核评分标准

班级________　学号________　姓名________　总分________

项目	分值	技术操作要求	评分等级				实际得分	备注
			A	B	C	D		
评估	10	1.仪表端庄，服装整洁	5	4	3	2～0		
		2.环境清洁、宽敞、明亮，符合操作要求	5	4	3	2～0		
计划	10	用物准备齐全，摆放有序。实验人体模型（T型管引流装置）操作用物：托盘、弯盘、小药杯（内放乙醇棉球数只）、胶布或别针、橡胶单、治疗巾、血管钳、引流袋或瓶	10	8	6	4		
实施	65	1.备齐并检查物品，推车携带用物至床旁	3	2	1	0		
		2.核对患者，告知目的，评估并指导患者	3	2	1	0		
		3.洗手、戴口罩	3	2	1	0		
		4.协助患者于舒适体位（低半卧或平卧位），遮挡患者，暴露 T 型管及右腹壁	4	3	2	1～0		
		5.将固定于腹壁外的 T 型管消毒后连接引流袋，保证引流袋低于 T 型管引流口平面。查看引流管有无打折、弯曲，查看引流袋位置	5	4	3	2～0		
		6.观察胆汁的颜色、性质、量并记录。根据患者情况每天或隔日更换引流袋	6	5	4	3～0		
		更换引流袋方法：						
		7.铺垫巾于所换引流管口处下方挤压引流管，并用血管钳在引流管尾端上 3 cm 处夹紧。将新引流袋检查后挂于床边，出口处拧紧	5	4	3	2～0		
		8.用碘棉签消毒引流管连接处，先以接口为中心，环行消毒，然后向接口以上及以下各纵行消毒 2.5 cm	6	5	4	3～0		
		9.用左手取消毒纱布捏住连接处的引流管部分，脱开连接处，将旧引流袋放于医用垃圾桶中	6	5	4	3～0		
		10.再用碘棉签消毒引流管的管口边，将新的引流袋与引流管连接牢固	6	5	4	3～0		
		11.打开止血钳，观察有无引流液引出并妥善固定	4	3	2	1～0		
		12.协助摆患者于舒适的引流体位，观察患者，交代注意事项（翻身、活动时不可牵拉引流管；T型管不可受压、扭曲、折叠；下床活动引流袋不可高于切口引流位置）	6	5	4	3～0		
		13.整理用物，整理床单位，垃圾分类处理	4	3	2	1～0		
		14.洗手，再次核对患者，交代注意事项，记录	4	3	2	1～0		

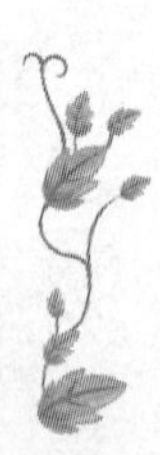

续表

项目	分值	技术操作要求	评分等级				实际得分	备注
			A	B	C	D		
评价	15	1.严格遵守操作规程，操作手法正确 2.动作轻巧、细致、熟练 3.态度和蔼、解释得当	5 5 5	4 4 4	3 3 3	2～0 2～0 2～0		
总分	100							

主考教师________ 考核日期________

“胃肠减压术护理”操作考核评分标准

班级________　　学号________　　姓名________　　总分________

项目	分值	技术操作要求	评分等级				实际得分	备注
			A	B	C	D		
评估	10	1. 仪表端庄，服装整洁	5	4	3	2～0		
		2. 环境清洁、宽敞、明亮，符合操作要求	5	4	3	2～0		
计划	10	用物准备：治疗盘内放治疗碗 2 个（1 个盛温水，1 个内放胃管、液体石蜡、纱布、注射器）弯盘、纱布块、橡胶单、治疗巾、手套、听诊器、棉签、别针、负压盒、胶布、治疗卡（上写床号、姓名、执行时间）、记录本、笔和表	10	8	6	4		
实施	65	1. 携备齐用物至患者床旁，核对患者床号、姓名	4	3	2	1～0		
		2. 向患者解释操作的目的，取得合作	3	2	1	0		
		3. 保持环境安静、整洁	3	2	1	0		
		4. 协助患者取合适卧位（昏迷患者头稍后仰）颌下垫治疗巾，置弯盘于口角旁，棉签清洁鼻孔，戴手套	8	6	4	3～1		
		5. 检查胃管是否通畅，测量插管长度（耳垂至鼻尖再至剑突下的长度，为 45～55 cm）	8	6	4	3～1		
		6. 润滑胃管前端，右手持胃管前端，沿一侧鼻孔缓慢插入，到咽喉部（15 cm）时，嘱患者做吞咽动作，同时将胃管送至所需长度，暂用胶布固定于鼻翼处	8	6	4	2～0		
		7. 检验胃管是否在胃中	8	6	4	2～0		
		8. 将胃管用胶布固定于面颊部，接负压盒，用别针固定负压盒于床单上，调节负压，保持压力为 5 kPa	8	6	4	2～0		
		9. 观察患者的反应及引流液的性质、颜色和引流量，并记录	5	4	3	2～0		
		10. 交代注意事项，做好健康指导	6	4	3	2～0		
		11. 整理床单位及用物，洗手	4	3	2	1～0		
评价	15	1. 操作手法正确，检查方法准确	5	4	3	2～0		
		2. 动作轻巧、细致	5	4	3	2～0		
		3. 态度和蔼，解释得当	5	4	3	2～0		
总分	100							

主考教师________　　考核日期________

“结肠造口术护理”操作考核评分标准

班级________　学号________　姓名________　总分________

项目	分值	技术操作要求	评分等级				实际得分	备注
			A	B	C	D		
评估	10	1.仪表端庄,服装整洁	5	4	3	2～0		
		2.环境清洁、宽敞、明亮,符合操作要求	5	4	3	2～0		
计划	10	用物准备:橡胶手套、造口袋、治疗碗内盛温开水、纱布、剪刀、氧化锌软膏、屏风	10	8	6	4		
实施	65	1.携备齐用物至患者床旁,核对患者床号、姓名	6	4	2	1～0		
		2.向患者解释操作的目的,取得合作	4	3	2	1～0		
		3.保持环境安静、整洁,屏风遮挡,协助患者取合适卧位	4	3	2	1～0		
		4.戴手套,由上至下撕开已用的造口袋,撕开时注意保护造口周围的皮肤,防止损伤	6	4	2	1～0		
		5.观察造口袋内排泄物情况	6	4	2	1～0		
		6.用纱布蘸取温开水清洁造口及周围皮肤,并观察造口及周围皮肤情况	8	6	4	2～0		
		7.修剪造口袋底盘	8	6	4	2～0		
		8.待造口周围皮肤晾干后,由下至上将造口袋贴在造口上,造口袋底盘与造口黏膜保持适当空隙(1～2 mm)以免引起不适或出血,便袋夹夹好	8	6	4	2～0		
		9.协助患者整理衣物及床单位,询问患者有无不适	5	4	3	2～0		
		10.向患者交代注意事项及造口袋的使用,养成定时排便的习惯等	5	4	3	2～0		
		11.整理用物,洗手,做好记录	5	4	3	2～0		
评价	15	1.操作手法正确,检查方法准确	5	4	3	2～0		
		2.动作轻巧、细致	5	4	3	2～0		
		3.态度和蔼,解释得当	5	4	3	2～0		
总分	100							

主考教师________　考核日期________

“胸腔闭式引流护理”操作考核评分标准

班级________　　学号________　　姓名________　　总分________

项目	分值	技术操作要求	评分等级				实际得分	备注
			A	B	C	D		
评估	10	1.洗手,戴口罩,仪表端庄,服装整洁	5	4	3	2～0		
		2.环境清洁、宽敞、明亮,符合操作要求,必要时屏风遮挡	5	4	3	2～0		
计划	10	用物准备:治疗车、治疗盘、治疗巾、消毒水封瓶,弯盘两只(一底一盖)内装无齿镊两把,PVP碘棉球三个(或2%碘酊,75%乙醇棉球各三个,纱布一块),血管钳两把,外用生理盐水,开瓶器、胶布、别针、污物筒	10	8	6	4		
实施	65	1.在治疗室内检查消毒日期,打开消毒水封瓶包,检查水封瓶有无破损,连接是否准确	10	8	6	4～0		
		2.向瓶内倒入外用生理盐水,盖紧瓶塞,长玻璃管置在液面下,保持直立位,并用胶布在瓶外做好水平面标记	4	3	2	1～0		
		3.将所备用物放置治疗车上。推至患者床旁,向患者解释取得合作	6	5	4	3～0		
		4.检查引流管是否通畅,水柱波动范围,引流液的颜色、性状及量	10	8	6	4～0		
		5.正确放置引流瓶。瓶的位置与胸腔间距60～100 cm	5	4	3	2～0		
		6.检查伤口,松开别针注意保暖,挤压引流管,暴露胸腔引流管接口处,并接弯盘用两把血管钳夹住胸腔引流管近端	5	4	3	2～0		
		7.消毒接口处,将其与引流长玻璃管上的橡皮管相连	10	8	6	4～0		
		8.检查引流管装置是否正确,放开血管钳,再次挤压胸腔闭式引流管,观察水封瓶内水柱波动情况。密切观察患者的反应	5	4	3	2～0		
		9.安置患者半坐卧位,鼓励患者深呼吸、有效咳嗽	5	4	3	2～0		
		10.妥善固定,记录,安置患者,用物进行终末处理	5	4	3	2～0		

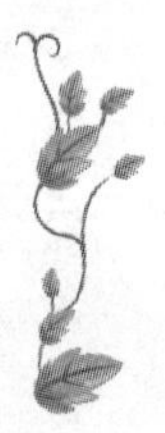

续表

项目	分值	技术操作要求	评分等级				实际得分	备注
			A	B	C	D		
评价	15	1. 操作手法正确，配合默契	5	4	3	2～0		
		2. 动作轻巧、细致	5	4	3	2～0		
		3. 态度和蔼，解释得当	5	4	3	2～0		
总分	100							

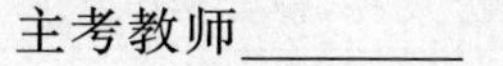

主考教师________ 考核日期________

“脑室引流护理”操作考核评分标准

班级________　学号________　姓名________　总分________

项目	分值	技术操作要求	评分等级				实际得分	备注
			A	B	C	D		
评估	10	1.仪表端庄,服装整洁	5	4	3	2～0		
		2.环境清洁、宽敞、明亮,符合操作要求	5	4	3	2～0		
计划	10	用物准备:引流袋或引流瓶、消毒液、无齿血管钳、胶布、直尺、无菌手套、棉球、别针、治疗碗(内装纱布、镊子)、治疗巾	10	8	6	4		
实施	65	1.备齐用物,床旁核对,向患者解释、取得合作	5	4	3	2～0		
		2.洗手,戴口罩	5	4	3	2～0		
		3.与患者沟通,并观察意识、瞳孔、生命体征的变化,观察脑脊液引流量、颜色、性质及引流速度,观察引流部位的伤口敷料	5	4	3	2～0		
		4.暴露引流管与引流袋连接处,引流管下铺治疗巾,置弯盘	10	8	6	4～0		
		5.用血管钳夹紧引流管近段,分离引流管与引流袋接头	5	4	3	2～0		
		6.由内向外消毒引流管口及四周	10	8	6	4～0		
		7.将新的引流袋与引流管相连接	5	4	3	2～0		
		8.松开血管钳,观察引流情况,确保引流通畅	5	4	3	2～0		
		9.用直尺比量,将引流袋挂于床沿,管口高于脑室平面 10～20 cm	10	8	6	4～0		
		10.整理用物,洗手,记录	5	4	3	2～0		
评价	15	1.操作手法正确,配合默契	5	4	3	2～0		
		2.动作轻巧、细致	5	4	3	2～0		
		3.态度和蔼,解释得当	5	4	3	2～0		
总分	100							

主考教师________　考核日期________

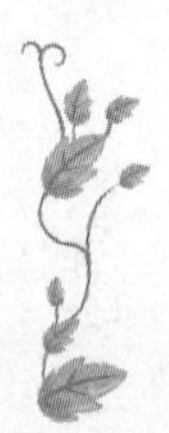

“膀胱冲洗护理”操作考核评分标准

班级________ 学号________ 姓名________ 总分________

项目	分值	技术操作要求	评分等级				实际得分	备注
			A	B	C	D		
评估	10	1. 仪表端庄，服装整洁	5	4	3	2～0		
		2. 环境清洁、宽敞、明亮，符合操作要求	5	4	3	2～0		
计划	10	用物准备：治疗车上放置输液器(1副)、无菌冲洗液(35～37 ℃)，无菌尿袋(1只)、无菌纱布、血管钳、棉签、安尔碘、弯盘、治疗巾等	10	8	6	4～0		
实施	65	1. 安置患者，备齐用物，核对床号、姓名，解释，取得合作	5	4	3	2～0		
		2. 洗手，戴口罩，用物推至患者床旁	5	4	3	2～0		
		3. 观察患者尿液的颜色、性质、量	5	4	3	2～0		
		4. 将装有冲洗液的冲洗袋(或瓶)连冲洗引流管倒挂于输液架上，排气后夹闭冲洗管，输液袋距患者骨盆 1 m 左右	10	8	6	4～0		
		5. 暴露引流接口部位，垫治疗巾在引流袋与导尿管接口下方	5	4	3	2～0		
		6. 血管钳夹闭导尿管出口端下方，断开引流袋与导尿管接口处，并用安尔碘消毒，用纱布块将引流管接口包好放在治疗巾上	5	4	3	2～0		
		7. 消毒后，将冲洗引流管下端以无菌操作连接于导尿管的出口端	5	4	3	2～0		
		8. 打开调节夹，调节冲洗速度(80～100 滴/分)，待流入 200～300 mL 时，夹闭冲洗管，开放引流管引流	10	8	6	4～0		
		9. 整理床单位，清理用物，分类处理	5	4	3	2～0		
		10. 交代注意事项，做好健康指导	5	4	3	2～0		
		11. 洗手，记录	5	4	3	2～0		
评价	15	1. 操作手法正确，有条不紊，严格按无操作	5	4	3	2～0		
		2. 操作过程中处处体现出人文关爱	5	4	3	2～0		
		3. 态度和蔼，解释得当	5	4	3	2～0		
总分	100							

主考教师________ 考核日期________

“小夹板固定护理”操作考核评分标准

班级________　　学号________　　姓名________　　总分________

项目	分值	技术操作要求	评分等级				实际得分	备注
			A	B	C	D		
评估	10	1. 仪表端庄，服装整洁	5	4	3	2～0		
		2. 环境清洁、宽敞、明亮，符合操作要求	5	4	3	2～0		
计划	10	有一定弹性的柳木板、竹片、塑料板等外包纱套或棉纸制成的长宽合适的小夹板；衬垫物；绷带；清洁的肢体；消毒的用物	10	8	6	4～0		
实施	65	1. 安置患者，备齐用物推至患者床旁，核对床号、姓名、性别	10	8	6	4～0		
		2. 协助患者取舒适体位，进行解释，便于配合	10	8	6	4～0		
		3. 观察患者一般情况，患侧肢体有无肿胀、水疱，远端肢体感觉、运动及血液供应情况	5	4	3	2～0		
		4. 进行局部皮肤清洁	5	4	3	2～0		
		5. 根据骨折部位选择相应规格的预制夹板，准备软质固定衬垫	5	4	3	2～0		
		6. 小夹板外的捆绑带松紧应适度，以上、下可移动 1 cm 为宜	5	4	3	2～0		
		7. 固定后应注意观察患肢远端的感觉、运动、血液循环情况，以防发生骨筋膜室综合征	10	8	6	4～0		
		8. 抬高患肢，促进肢体血液回流，减轻疼痛和肿胀	5	4	3	2～0		
		9. 对门诊患者及时做好健康宣教，如复诊时间、功能锻炼的方法等	10	8	6	4～0		
评价	15	1. 操作手法正确，有条不紊，语言表达清晰	5	4	3	2～0		
		2. 操作过程中处处体现出人文关爱	5	4	3	2～0		
		3. 态度和蔼，解释得当	5	4	3	2～0		
总分	100							

主考教师________　　考核日期________

第三部分

附 录

FU LU

附录A　手术室制度

一、手术室无菌操作原则

(1) 使用无菌物品前查看灭菌日期，包装是否完整、干燥，消毒指示胶带、指示卡的指示色块达到或深于标准色，表示符合无菌条件，否则不能使用。

(2) 手术室人员洗手、穿无菌衣和戴手套之后，双手在胸前，腰以上至肩以下以及手至肘上10 cm为无菌区，不能碰触非无菌区。等待手术时，可将双手插入胸袋站在手术台侧方，避开其他忙于工作的人员。

(3) 手术台和器械台的台面为无菌区，边缘及台下视为非无菌区，坠落到手术台边以外的器械、物品已被污染，不可再用。

(4) 手术开始，手术人员应正面对向手术台，但要避免面向无菌区交谈、咳嗽、打喷嚏。传递器械只能在胸前平递，不可过低或过高，更不可从背后传递。手术过程中，同侧手术人员如需调换位置时，应一人先退后一步转身，与另一人背对背移到另一位位置。

(5) 切开及缝合皮肤之前，需用75%乙醇或碘伏再次消毒皮肤，或先用薄膜手术巾覆盖局部，经薄膜切开皮肤，以保护切口不被污染。

(6) 术中如手套破损应立即更换；如手臂碰触有菌区，应立即更换无菌手术衣或加戴无菌袖套，如手术野或器械台无菌布单浸湿，要立即加盖无菌布单。

(7) 手术中医生流汗时，应将头转离无菌区，请巡回护士擦拭，巡回护士要避免与医生在无菌区接触。

(8) 手术台下人员向台上传递器械等无菌物品时，必须用无菌持物钳。如无菌物品一次未取完，应及时包好，写上开包时间，并限于8～12 h内使用。物品一经取出，即使没用，也不能再放回无菌包或容器中。

(9) 手术中已用过的器械要及时擦净污迹，以减少细菌污染和繁殖。接触感染伤口、恶性肿瘤的器械或被空腔脏器污染的器械，应另放于容器内，不再使用。

(10) 切开胃、肠等空腔脏器前，先用纱布垫保护周围组织，并及时抽吸干净腔内液体后再消毒局部，以防止和减少污染。

(11) 手术时关闭门窗，尽量减少人员走动，手术参观者要与术者保持30 cm以上的距离。

(12) 一旦发现手术人员的手术衣、手套或物品受到污染，必须立即更换。

(13) 已铺置未用的无菌车或无菌台、托盘等可保留4 h。

(14) 无菌溶液一经打开，应一次用完为佳，尽量不保留。

(15) 手术过程中巡回护士未经消毒的衣袖不能跨越无菌台传递物品。

二、手术室参观制度

(1) 参观者最好在教学参观室观看闭路电视，无条件者根据手术间的面积严格限定参观人数，30 m^2手术间不超过4人，40 m^2手术间不超过6人。参观者必须遵守手术室的各项规章制度。进手术室前必须更换手术室所备衣、裤、口罩和鞋帽。

(2) 凡本院医师、进修医师、实习医师或外来参观者，必须凭手术参观牌或医务科或护理部的介绍信，方可进手术室参观。

(3) 参观者应严格遵守无菌原则，接受手术室医护人员的指导，距离无菌区 30 cm 以上，手术人员的背部对参观者来说应视为无菌区，要避免接触。

(4) 参观者只能参观指定的手术，不得任意出入其他手术间或无菌储物间。参观后离开手术间前应将参观时所用物品放在指定的位置。

(5) 凡直系亲属手术，一律不准观看。

三、手术室接送患者制度

(1) 接送患者时必须用手术室的专用平车，手术科室平车将患者送到手术室非限制区，由手术室的专用平车接入、送进手术间。

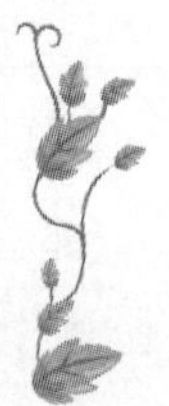

(2) 提前 30～60 min 将患者接到指定手术间的手术台上。必须严格查对科别、病室号、住院号、床号、姓名、性别、年龄、诊断、手术名称及部位、麻醉方法，做到准确无误，万无一失。

(3) 检查术前准备是否完善：如术前用药、禁食、禁水、备血、备皮、灌肠、插胃管、插导尿管、更换衣服、手术和麻醉同意书签字等，并注意不带贵重物品入室。病情允许时应嘱咐患者排大小便。

(4) 患者进入手术室应戴清洁帽，换鞋等；巡回护士要核查手术所需用物，如病历、配血单、特殊药物、X 光片、CT 片等，并与病房护士交接清楚后带入手术间。

(5) 手术结束后，待患者生命体征平稳，由手术医生、麻醉医生、手术室护士共同将患者送回病房。在护理过程中密切观察病情，保持输液、输血、吸氧等管道通畅，防止引流管脱落。与此同时，将随同患者带来的一切用物送回病房，与病室当班护士床边交接病情、当面交清物品。

(6) 接送患者时注意安全，尤其是特殊患者，对神志不清、严重外伤、休克等随时有病情变化的患者应有一名医师陪同护送至手术室，以保证患者安全。

(7) 若病室术前准备不完善，手术室可拒绝接患者，待完善术前准备后由病房医护人员护送至手术室。

附录B　手术室护理记录核查单

手术室护理记录核查单包括手术护理记录单、手术器械敷料清点单、手术安全核查单。另外，还有“特殊耗材条码粘贴处”。

××市××人民医院

手术护理记录单

姓名________　性别________　年龄________　科室________　床号________

病历号________　手术日期________年________月________日　手术间________

药物过敏：无□　有□________　手术名称________________　患者血型________

术前：患者签名：________　入室时间：________

腕带：无□　有□　管道及标识：无□　有□

皮肤情况：完好□　破损□________

神志：清醒□　嗜睡□　模糊□　昏睡□　昏迷□

术中：体位：仰卧□　俯卧□　左侧□　右侧□　截石位□　坐位□　其他________

高频电刀：无□　有□　使用情况________

负极板：大腿□　小腿□　臀部□　前臂□　其他________

止血带：无□　有□　部位________压力________起止时间________

体位支持物：枕头□　头托□　腿托□　托手架□　头架□　其他________

标本：无□　有□　标本名称________

标本送检：普通□　快速□　带回病房□　其他________

体内植入物：无□　有□________

术后：离室时间：________

神志：清醒□　全麻未醒□　嗜睡□　模糊□　昏睡□　昏迷□

皮肤情况：完好□　破损□　部位________

输液管：无□　有□　液体名称________通畅□　不通畅□

物品交接：衣物□　病历资料□

胶片：无□　有□　X片________张　CT________张　MRI________张

备注：________________________________

手术室护士签名：________　病房护士签名：________

手术器械敷料清点单

器械名称	术前清点	术中加减数	关前清点	关后清点	器械名称	术前清点	术中加减数	关前清点	关后清点
直钳					缝针				
弯钳					纱布				
组织钳					小盐水垫				
持针器					大盐水垫				

续表

器械名称	术前清点	术中加减数	关前清点	关后清点	器械名称	术前清点	术中加减数	关前清点	关后清点
刀柄					脑棉片				
镊子					纱条				
拉钩					阻断带				
环钳					注射器针头				
剪刀					棉球				
巾钳					电刀插件				
吸引头									
纹丝钳									
直角钳									
柯克钳									
胃钳									
肠钳									
探头									
肺叶钳									
其他									

核对：巡回护士________　术中交接清点：纱布________小盐水垫________

洗手护士________　针________大盐水垫________

手术医生________　其他________

交班人________接班人________

××市××人民医院

手术安全核查单

姓名______　性别______　年龄______　病室______　床号______　住院号______

手术日期________年________月________日

手术前诊断：____

拟实施手术：____

拟实施麻醉：____

手术组医师：____

麻醉组医师：____

手术组护士：____

麻醉实施前	手术实施前	患者离开手术室前
患者姓名、性别、年龄正确： 是□否□	患者姓名、性别、年龄正确： 是□否□	患者姓名、性别、年龄正确： 是□否□

手术方式确认：是□否□

手术部位与标示正确：是□否□

手术知情同意：是□否□

麻醉知情同意：是□否□

麻醉方式确认：是□否□

麻醉风险提示：是□否□

麻醉设备安全检查完成：是□否□

皮肤是否完整：是□否□

术野皮肤准备正确：是□否□

静脉通道建立完成：有□无□

患者是否有过敏史：有□无□

抗菌药物皮试结果：有□无□

血型：有□无□

备血：有□无□

假体有□/体内植入物□

影像学资料：□

其他：________

麻醉医师签名：________

手术医师签名：________

巡回护士签名：________

手术前诊断确认：是□否□

手术方式确认：是□否□

手术部位与标示确认：是□否□

手术风险提示：是□否□

手术要点确认：是□否□

手术前准备完善确认：□

手术重点和难度确认：□

其他：□

麻醉要点确认：□

麻醉准备完善确认：□

麻醉重点和难点确认：□

其他：□

手术用物确认：有□无□

手术所需物件准备确认：有□无□

物品灭菌合格确认：□

仪器设备确认：□

手术前药物准备确认：□

其他：□

是否需要相关影像资料：是□否□

其他：________

手术医师签名：________

麻醉医师签名：________

巡回护士签名：________

实际手术方式确认：是□否□

手术用药、输血的核查：是□否□

手术用物清点正确：是□否□

手术标本确认：是□否□

皮肤是否有其他损失：是□否□

留置导管：有□无□

中心静脉导管：有□无□

外周静脉导管：有□无□

动脉导管：有□无□

气管导管：有□无□

伤口引流管：有□无□

胃管：有□无□

导尿管：有□无□

其他：

患者去向：复苏室□病房□ICU□急诊观察室□离院□

其他：________

巡回护士签名：________

手术医师签名：________

麻醉医师签名：________

已实施麻醉：

已实施手术：

手术后诊断：　　　　巡回护士签名：　　年　　月　　日　时　分

特殊耗材条码粘贴处：

附录C 常用手术器械包

一、剖腹器械包

弯钳 14	有齿组织钳 4	持针器(短)2	持针器(长)2
无齿环钳 1	巾钳 7	腹腔拉钩 2	皮肤拉钩 2
有齿镊(短)2	无齿镊(短)1	无齿镊(短)1	组织剪 1
线剪 2	22 号刀柄 1	11 号刀柄 1	吸引器头 1
药杯 1	治疗碗 3	方盘 1	消毒钳 2
消毒用纱布 3	9×24 圆针 2	9×24 圆三角针 2	7×17 圆针 2

(注:小儿剖腹包去掉长持针钳和长无齿镊,另添加直钳 4 把)

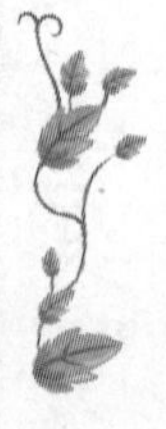

二、开胸器械包

大弯钳 6	无损伤组织钳 2	柯克钳 2(正中开胸包 8)	肺叶钳 3
直角钳 2	环钳 2	支气管钳 1	长持针器 2
沙氏钳 1	长剪刀 2	肋骨起子 2	骨膜剥离器 2
直齿镊(长)2	铝指板 1	肋骨合拢器 1	压肠板 1
肋骨剪 1	咬骨钳 1	牵开器 2	12×40 大圆针 2
小盐水垫 6	方盘 1	有齿环钳 1	分离钳 2

三、开颅器械包

直钳 4	弯钳 4	组织钳 4	持针器 2
头皮夹钳 2	有齿脑膜镊 1	无齿脑膜镊 2	有齿镊 2
咬骨钳 3	脑压板 5	骨膜剥离器 1	骨撬 1
乳头牵开器 1	活栓钳 1	手摇钻 1 套	神经剥离子 1
线锯导引条 1	线锯柄 2	颅骨椎子 1	消毒钳 2
治疗碗 2	小药杯 2	吸引头延长管 2	吸引器头(2.0～5.0)7 套
巾钳 5	组织剪 1	线剪 1	大刀柄 1
尖刀柄 1	9×24 大圆针 2	9×24 大三角针 3	5×12 小圆针 6
剥离 1	方盘 1		

四、肝叶切除包

S 形拉钩 2	过线钩 2	阻断带 2	有齿镊 2
血管镊 1	长持针器 1	压肠板 1	长组织剪 1
弯吸引头 1	沙氏钳 2	阻断钳 1	直角钳 2

分离钳 2　血管分离钳 1　无损伤组织钳 2　大弯钳 4
弯钳 14　纹丝钳 2　小弯钳 2　肝针 2
大盐水垫 5　小盐水垫 5

五、腹腔镜包

弯钳 10　组织钳 2　持针器 1　组织剪 1
线剪 1　尖刀柄 1　有齿环钳 1　消毒钳 2
治疗碗 2　小药杯 1　取石钳 1　方盘 1
有齿镊 1　巾钳 7

六、清创包

弯钳 4　弯纹丝钳 2　持针器(短)1　有齿镊(短)1
无齿镊(短)1　组织剪 1　皮肤拉钩 2　刀柄(11 号)1
小药杯 1　治疗碗 1　方盘 1　消毒钳 2
消毒用纱布 3　9×24 大圆针 1　9×24 大三角针 2　6×14 大圆针 1
6×14 大三角针 2　治疗巾 4　纱布 10

七、体外循环器械包

弯钳 16　纹丝钳 20　直角钳 2　巾钳 2
无损伤组织钳 2　管道钳 4　柯可钳 10　持针器 9
剪刀 6　刀柄 3　胸腔牵开器 3　皮肤拉钩 1
心脏拉钩 6　过线钩 2　吸引头 1　肾蒂钳 3
阻断钳 2　心耳钳 1　无齿环钳 1　持瓣钳 1
骨刀 1　钢丝剪 1　勺子 2　神经剥离子 1
阻断带 4　镊子 8　方盘 1　药杯(1000 mL)1
治疗碗 3　弯盘 1　小药杯 3　钢尺 1
卡尺 1　套管 1 扎

八、肾脏包

肾蒂钳 4　取石钳 4　直角钳 2　持针器(长)2
无损伤组织钳 2　长剪刀 1　肾盂拉钩 2　S 形拉钩 2
牵开器 1　小盐水垫 5　方盘 1　输尿管导丝 2

九、甲次全包

甲状腺拉钩 2　无损伤组织钳 2　上额窦拉钩 2　长镊子 1

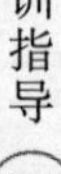

科克式钳 4　直角钳 2　长持针器 1　纹氏钳 10
无损伤组织钳 2

十、膀胱镜包

金属探子 6　金属导尿管 2　巾钳 1　消毒钳 2
治疗碗 1　小药杯 1　治疗巾 4　纱布 20
棉签 20 根　方盘 1

十一、肾移植包

动脉阻断钳 2　侧壁钳 2　哈巴狗钳 2　哈巴狗夹 2
直角钳 2　分离钳 2　无损伤组织钳 2　直齿镊 2
长持针器 3　纹丝钳 2　侧壁剪 1　长组织剪 2
小剪刀 1　血管夹 2　S 形拉钩 2　牵开器 1
小盐水垫 4　方盘 1

十二、外固定支架包

外固定支架(大)1　外固定支架(中)1　外固定支架(小)1　板导 3
钻花(5.0)1　手摇钻 4　手摇钻钥匙 1

十三、子宫切除包

弯钳 14　直钳 4　有齿组织钳 6　短持针钳 2
长持针器 1　无齿环钳 2　巾钳 9　腹腔拉钩 2
皮肤拉钩 2　短有齿镊 2　短无齿镊 1　长无齿镊 1
组织剪 1　长组织剪 1　线剪 2　90°直角钳 1
压肠板 1　22 号刀柄 1　11 号刀柄 1　吸引器头 1
药杯 1　治疗碗 3　方盘 1　消毒钳 2
消毒用纱布 3　9×24 圆针 2　9×24 三角针 2　7×17 圆针 2

参考文献

Cankao Wenxian

[1] 叶志香,倪洪波,王秋颖.外科护理技术[M].武汉:华中科技大学出版社,2010.

[2] 党世民,张宗业,金鹤万.外科护理学[M].北京:人民卫生出版社,2008.

[3] 曹伟新,李乐之.外科护理学[M].4版.北京:人民卫生出版社,2007.

[4] 吴在德,吴肇汉.外科学[M].7版.北京:人民卫生出版社,2008.

[5] 李梦樱.外科护理学[M].4版.北京:人民卫生出版社,2002.

[6] 谭进.外科护理学[M].长沙:中南大学出版社,2008.

[7] 熊云新.外科护理学[M].2版.北京:人民卫生出版社,2008.

[8] 李乐之,贺爱兰.外科护理学[M].长沙:湖南科学技术出版社,2005.

[9] 刘书祥.急重症护理学[M].上海:同济大学出版社,2008.

[10] 周秀华.急危重症护理学[M].2版.北京:人民卫生出版社,2007.

[11] 党世民.外科护理学[M].北京:人民卫生出版社,2004.

[12] 袁爱娣.内外科护理学实训指导[M].北京:人民军医出版社,2007.

[13] 陈四清,彭兰地.外科护理实训指导[M].北京:科学出版社,2008.

[14] 冉宏,徐艳,王建英.外科护理技术实训教程[M].武汉:华中科技大学出版社,2010.